社区卫生服务专业人员岗位培训系列教材

超声诊断专业人员培训教材

（第二版）

主　　编　李建国
编　　者（按姓氏汉语拼音排序）
程克正　中国医学科学院阜外医院
邓德珍　北京市海淀区妇幼保健院
李　越　解放军301医院
李建国　北京大学人民医院
宋奕宁　北京大学人民医院
孙心平　北京市垂杨柳医院
王　萍　首都医科大学宣武医院
王　雪　北京大学人民医院
吴雅峰　首都医科大学朝阳医院
薛利芳　北京大学人民医院
于　蕾　北京大学人民医院
张　晶　中国人民解放军301医院
赵玉珍　中日友好医院

北京大学医学出版社

图书在版编目（CIP）数据

超声诊断专业人员培训教材/李建国主编. —2 版. —北京：北京大学医学出版社，2009（2015.1 重印）
（社区卫生服务专业人员岗位培训系列教材）
ISBN 978-7-81116-671-2

Ⅰ. 超… Ⅱ. 李… Ⅲ. 超声波诊断—技术培训—教材
Ⅳ. R445.1

中国版本图书馆 CIP 数据核字（2009）第 143807 号

超声诊断专业人员培训教材（第二版）

主　　编：李建国
出版发行：北京大学医学出版社（电话：010-82802230）
地　　址：（100191）北京市海淀区学院路 38 号　北京大学医学部院内
网　　址：http://www.pumpress.com.cn
E - mail：booksale@bjmu.edu.cn
印　　刷：北京佳信达欣艺术印刷有限公司
经　　销：新华书店
责任编辑：靳新强　**责任校对：**杜　悦　**责任印制：**郭桂兰
开　　本：787mm×1092mm　1/16　**印张：**10.5　**字数：**266 千字
版　　次：2009 年 9 月第 2 版　2015 年 1 月第 3 次印刷
书　　号：ISBN 978-7-81116-671-2
定　　价：28.80 元

《社区卫生服务专业人员岗位培训系列教材》评审委员会名单

《社区卫生服务专业人员岗位培训系列教材》编审委员会名单

第二版序

我国卫生事业正处于改革与发展的关键时期。《中共中央国务院关于深化医药卫生体制改革的意见》明确提出要“建立住院医师规范化培训制度，加强社区卫生人才和农村卫生人才培养”。这为我国的医学教育提供了难得的历史发展机遇，也提出了新的任务和更高的要求。

建立以社区卫生服务为基础的新型城市医疗卫生服务体系是我国卫生事业发展的重要任务。近几年，为加快社区卫生服务建设，培养全科医师和社区护士，国家和各级政府投入了大量人力物力，使社区卫生服务工作得到了长足的发展。但是，我们必须清楚地看到，人才问题仍然是目前社区卫生服务健康发展的重要制约因素。培养大批素质高、能力强、扎根基层的社区卫生专业人才，是各级政府和卫生机构一项长期而艰巨的任务。

社区卫生服务主要是以维护社区居民健康为中心，提供疾病预防控制等公共卫生服务、一般常见病及多发病的初级诊疗服务、慢性病管理和康复服务等，逐步承担起居民健康“守门人”的职责。要承担起如此重任，必须充分发挥社区卫生团队服务的特色。在社区卫生人才培养上，不仅要培养全科医师和社区护士，还要加强检验、康复等其他专业卫生技术人员的培训，更新他们的观念和服务模式，提高知识水平，规范技能操作，培养以全科医师为核心，以社区预防保健医师、社区护士以及其他专业技术人员相互配合的社区卫生服务团队，才能实现为居民提供连续、及时、便捷的高质量卫生服务的目标。也只有团队素质得到全面提升，才能保证社区卫生服务工作的健康可持续发展。

卫生部科教司根据社区卫生服务发展对社区各专业人才的需求，借鉴北京等省、市开展社区康复等 7 个专业岗位人员岗位培训的做法和经验，制订并颁发了康复、口腔、X 线、超声、药学、心电图、检验专业岗位的岗位培训大纲，指导各省、市、自治区开展相应的培训工作。

为配合卫生部工作，北京市卫生局和北京医学教育协会以卫生部颁布的社区康复等 7 个专业岗位培训大纲为依据，在总结北京市使用上述专业岗位培训教材的基础上，组织专家对第一版系列教材进行全面修订。现在出版的社区康复等 7 个专业岗位培训新版教材，以社区需求为导向，以社区专业人员应掌握的基本知识、基本技能为核心，强调教材的实用性和可操作性，体现了社区特色。应该说，这套教材既是北京市多年来开展岗位培训工作实践的结晶，也是我国立足当前社区卫生人才培养需要的一次可贵探索和创新。

我希望这套教材能在社区卫生人员的岗位培训中发挥应有的作用，也期待本套教材在使用的过程中不断得到完善。希望编者能够及时听取多方面的意见，特别是社区基层人员的反映，作为今后修订、补充和完善的依据，不断提高社区卫生人员培训教材的质量和水平。

最后，向为编写这套教材付出大量心血和辛勤劳动的专家致以崇高的敬意和真诚的谢意！

2009 年 6 月

第二版前言

此教材第一版遵照卫生部和北京市卫生局关于加强社区医疗建设、在北京市海淀区进行规范培训而编写。海淀区的超声专业医师经过培训和考核收到良好效果，专业队伍的技术水平有明显提高。

我们在北京市卫生局和北京市医学教育协会直接领导下，认真总结经验。又在2006年8月到今年7月底对北京市的18个区、县近500名超声专业医师进行了3批培训、考试和考核。同样收到较满意的结果。

我们在社区培训和考试、考核中发现的问题几乎也存在于大多数教学医院和综合医院。这一点应该引起学习者的重视，更值得教学单位尤其是带教教师深思，如何保证超声专业向健康发展、适应现代医疗的需要，加强对基层人员的继续医学教育、规范化培训很重要。我们需要深刻理解规范的含义，规范不是个人意愿、更不是几个专家队伍的几次研讨所能解决的问题；规范不是一言堂和发号施令。而是需要我们扎扎实实地、严格地从最基本的理论、基本的技能做起，这就是我们通常提到的“三基三严”最根本的内容。

为能保证学员能学有所获，考试、考核能够顺利通过，在现代社区医疗中发挥超声专业优势，为社区工作的顺利进展做出超声专业人员所应尽的职责，我们在第一版基础上做了必要的修改，内容略有增补，并且增加了少量图片。本教材分两部分：第一到第十七章主要用于第一阶段的理论培训和考试；第十八章用于第二阶段的实践技能培训时参考。两部分内容略有重复，为便于该阶段的学习，我们没有将其合并。

在此提出几点建议供大家参考：

1. 示教老师务必在参考本教材外，还要根据本地区的特点参考相关书籍，结合实践经验认真施教。授课中还要注意根据当地特点和从实用的原则出发做到重点突出，既保证基本知识理论的掌握，又要考虑到学科发展即将遇到的新问题——即新理论、新方法、新观点的传授。

2. 理论性知识务求解释透彻，深入浅出，使学员掌握理解；操作实践务必严格要求，规范统一。实践技能务求示范与讲解相结合，指导和实践相统一。

3. 通过考试的关键是：全程听课，认真、全面地预习和复习教材内容，结合教材回顾课堂授课内容增加理解和记忆。

4. 实践对超声专业医师也显得非常重要，所以两年以上的超声工作实践、到较高级医院去见习更多病例，学习较规范的技术操作，学习报告单书写技巧和提示原则也很有必要。

李建国

2009年8月1日

第一版序

2004年全国卫生工作会议指出，建设一支党和人民信得过的卫生医疗队伍，是卫生事业改革与发展取得成功的关键。这支队伍的思想、品德、作风、能力和水平决定着我国卫生事业的未来。

医疗卫生行业联系千家万户，与广大人民群众切身利益密切相关。而我国现状是卫生技术人才匮乏，整体素质不高，在农村和城市社区尤为突出。这将直接影响到卫生事业的可持续发展。

中共中央《关于进一步加强人才工作的决定》强调要树立人才资源是第一资源观念，卫生战线要把加快卫生人才培训作为保证卫生事业可持续发展的关键因素和基础条件，切实抓好人才培养、吸引和用好三个环节，探索新形势下加快人才培养，特别是农村和城市社区人才培养的新路子。

为了确保北京市社区卫生服务健康可持续发展，提高社区卫生服务团队各专业人员整体素质，在1999年启动的全科医学培训工程以培养全科医师、社区护士和社区防保医师为主的基础上，2004年北京市卫生局决定在海淀区辖区内启动社区中医、口腔、X线、检验、药学、B超、心电图、康复、心理卫生九个社区卫生服务专业岗位人员的岗位培训、考试持证聘任上岗试点工作，社区中医专业岗位培训考试持证聘任上岗试点由北京市中医管理局直接组织实施。

我们组织了九个专业的专家组，深入社区进行调研和论证，相继制订出各专业的“岗位标准”、“岗位培训考试大纲”，并编辑出版“社区卫生服务专业岗位人员培训系列教材”，由北京大学医学出版社正式出版（中医教材由中央电子出版社出版）。

这套系列培训教材打破了传统各专业教材的系统性和完整性，突出了社区卫生服务专业岗位特点，根据社区各专业岗位工作需要和居民的需求，进行内容的整合重组，强调教材的针对性和实用性，具有鲜明社区特色和编写特点，目前在我国尚未见到同类教材，它对北京市社区卫生服务各类专业人才培养和社区卫生服务工作健康发展，将起到推动作用，对全国也可能有一定借鉴意义。

由于这是一项开拓性、创新性工作，系列教材肯定会存在很多缺陷，在试点过程中我们会认真总结经验，倾听各方意见和建议，不断完善教材内容，在全新的社区各类专业岗位培训领域拓展创新，取得更大成绩。

顾问　金大鹏

2004年9月

第一版前言

遵照北京市海淀区卫生局关于进行社区医院专科医师培训和持证上岗的指示，我们编写了这本书。社区医疗单位从事超声专业的各级医师、技师和护士系列计划参加本专业合格考试者，可参考本书。

本书主要有十七个章节。分别是：超声基础，超声仪器使用，以及肺、心、腹部、肝、胰、脾、肾、子宫与卵巢等的超声检查。关于浅表器官、肢体和头颈血管的超声检查要求彩色多普勒仪器，目前不太适合大部分社区，因此相关内容本书没有介绍。

近年来出版的关于超声上岗考试辅导和中级专业技术人员资格考试指南等书籍可供复习时参考，本教材也是以它们为蓝本，目的是尽量保证大家对于知识学习的连续性和一致性。

编者

目 录

第一章　超声物理基础与超声诊断仪器

超声技术应用于临床诊断始于1942年，由Dussik试用穿透式超声检测颅脑疾病。1945年A. Firestone制成A型超声波检测仪，从此开创了医用超声临床诊断的新技术。40多年来，无论是超声诊断仪器的改进，还是超声临床应用的普及和提高，都有了极为迅速的发展。自20世纪60年代中后期的第一代手动BP型扫描超声显像仪用于临床，到70年代中后期的第二代实时超声扫描仪，及80年代初期的带计算机处理、具有双重功能（二维切面显像及多普勒血流测量）超声显像系统的第三代超声设备和80年代中后期发展的以彩色多普勒血流显像、大容量计算机处理图像、可用于全身的彩色血流显像系统的第四代高档超声设备应用于临床则是一个极大的飞跃。彩色血流显像已成为超声医学发展史上重大的技术进展。

随着超声医学工程技术和临床研究的进展，超声医学未来预期在四个方面会有更大的发展。①从目前常规的体外检查进入体内（食管、直肠、阴道、血管内）更为细微的检查；②从非创伤性检查进入有限创伤（介入性检查及治疗）检查；③从一般性检查到定性、定量检查（组织定性、血流定量）；④从个别脏器检查到全身的多功能检查，包括人体组织断层形态和功能方面的超声检查、器官组织血流灌注研究等。数字化高档彩色超声诊断设备在临床上应用，已成为医学影像技术的重要应用领域。其他新技术还包括：动态和实时三维、谐波超声造影等。

现代超声诊断技术与其他医学影像诊断［X线、CT、磁共振显像（MRI）、核医学成像（ECT）］比较，以其图像实时性、检查断面灵活性、应用广泛性、仪器容易操作、可解决临床中更多的诊断问题而占有重要地位。

第一节　超声物理基础

一、超声波

声波是声源振动发出的一种机械振动波。单位是赫兹（Hz）。正常人耳听到声音的频率范围为20～20 000赫兹。当声源振动的频率高于20 000赫兹后，就超过了人耳接受的能力，这种听不到的、超过20 000 Hz的声波叫做超声波。

超声波与声音除了频率高低的区别外，它们在物理上的本质上是一致的，都是一种机械振动产生的机械能。并以确定的速度在介质中传播。

超声波有三个基本物理量，即波长λ、频率f和声速c，它们之间的关系为：声速＝波长×频率。

波长（λ）表示声波在介质传播时两个相邻周期的质点之间的长度。即一个压缩区与一个舒张区构成一个波长。医疗诊断中一般应用超声纵波。对纵波来说，两个相邻的稠密区或两个相邻的稀疏区，其中心点的距离即为波长。

声速（c）表示超声波在某种介质中的传播速度，即单位时间内传播的距离，单位为：米/秒（m/s）。

频率（f）表示单位时间内声源振动的次数，以赫兹（Hz）为单位。1 Hz＝1 次/秒，1000 Hz＝1 kHz，1 000 000 Hz＝1 MHz。超声诊断时，不同部位和体型应采用不同的超声频率，一般规律是：心脏：2.5～3.5 MHz；腹部、妇科和产科：3～5 MHz；浅表部位一般为：7.5～12 MHz。

同一频率的超声波在不同介质中传播时，声速不同。例如：1 MHz 超声波在 0℃的水中为 1500 m/s，在空气中为 343 m/s，在人体软组织中为 1540 m/s（或近似 1500 m/s）。由于声速不同，所以其波长也不相同；而不同频率的超声波在同一介质中传播时，声速基本是相同的，但其波长与频率成反比，频率越高，波长越短。比如在人体组织中，频率为 3 MHz 的超声波，其波长为 0.5 mm；而频率为 5 MHz 的超声波，其波长则为 0.3 mm。

二、超声波的物理性能

（一）在分界面上超声波的性能-反射和折射

不同的介质有不同的声阻抗值。超声波在介质中传播时像光线一样，在均匀介质中沿直线传播，在两种不同介质的分界面传播时就可能发生反射和折射。分界面两边的不同声阻抗值 Z 将决定入射超声波如何在反射和透射之间分配。

如果两种介质（Z_1 和 Z_2）的声阻抗相等，称为均匀介质，则不产生反射。此时入射超声波全都透射过界面。如果声阻抗不同，一部分超声就被反射，所接收到的反射信号成为超声成像的基础。超声遇镜面反射时，反射角等于入射角。入射波的能量在反射波和透射波之间被分配。其反射的能量在占入射能量的比例，在入射方向垂直于分界面时是最简单的情况。

超声从液体（或固体）向气体中传播几乎不可能，反之从气体向液体（或固体）中传播也不可能。为什么说超声在人体诊断中对肺组织来说是困难的，就是因为肺组织充满气体的缘故。正是因为这样的道理，在临床诊断时，要在探头与人体受检部位之间涂上足够的超声耦合剂，以减少空气对超声波传送的影响。

如果 Z1 和 Z2 相当接近，则反射很少。而当 Z2＞Z1 时，反射波声压与入射波声压相同；当 Z2＜Z1 时，反射为负值，因此反射波声压与入射波声压以 π 角反射，即相位比入射波超前 180°。

软组织的特性声阻抗彼此非常接近，垂直于肝-肾分界面的入射声波中反射回肝中的部分大约只占入射波能量的 6%，其余的 94%透过界面进入肾。

界面反射是超声波诊断的基础，不发生界面反射就得不到诊断需要的信息，但反射太强，所剩余的声波能量太弱，又会影响进入第二层、第三层介质中去的超声能量，诊断也得不到所期待的结果。以上阐述属于平面波的情况，平面波是指垂直于波传送方向的任何平面上各粒子受到的干扰作用全都一样。

由于超声在分界面两边的声速不同，其声速之比决定折射程度。

平面声波遇到平界面时，反射角始终等于入射角，而折射角的大小取决于两种媒质的声速比。

若两种媒质的声速相等就没有折射，声波在由一种介质进入另一种介质时不发生偏移。

人体各种软组织的声速都是相当接近的，因此这些很少的折射可以被忽略，而把超声波当作是直线前进的。

（二）超声波的声场特性——声束指向性

超声声场是指超声在弹性介质中传播时，介质中充满超声波能量的空间区域。超声场特性是描述波动能量在一定区域的空间分布状态。不同的超声振源和不同的传播条件，将形成不同的超声能量的空间分布，即不同的超声场。

由换能器发出超声波之后，呈狭窄的圆柱形分布，其直径与换能器压电晶体的大小相近，有明显的方向性，故称为超声束。在近场（接近探头处）声束可能较换能器直径小。在远场（距探头稍远处），则因声束有扩散角，故声束逐渐加宽。

在稳态发射超声时，这个声场可用惠更斯原理来计算。其发射源的表面可看成由无数个小源组成，每个小源都发出一个均匀的球面子波，各子波互相干涉便构成了超声束。

在声源起始部的区域称为近场，而在此处以外的区域称为远场，近场区的声束大致是圆柱体。

近场区是一个副瓣区。若把晶片看作是许多分散小声源的组合体，则在开始的一段距离内会产生互相干涉，形成许多大小不一的由超声组成的“花瓣”，即副瓣。此种现象是产生噪声的主要因素，导致分辨率下降。只有其中心区几乎完全没有杂波存在，所以应当尽可能克服副瓣，并增强主瓣，才有利于诊断。

（三）超声波的衰减特性

声波一个重要的物理特性是声波经过介质传播时会发生声衰减。对于反射型超声诊断方法，衰减的主要影响是逐步减弱由深处反射的回波振幅，使它们更难以检测。引起衰减的过程主要有以下两个方面：

1. 声波的振幅　由于介质或人体软组织“内摩擦”或黏滞性而转换成热能，使总的超声能量逐渐减弱，这叫做吸收。吸收的多少与超声的频率、介质的黏滞性、导热性、温度、传播距离等有关。

2. 超声能量　通过某一特定面积的超声能量可能由于波动方向的变化而减弱，这里包含：①声波可以由平行束发散开，使超声能量通过面积变大；②由于特性声阻抗，小的不连续性质点引起某些波动能量的散射；③超声波可能部分地反射，使得保持在原始方向上的波能量减小。

总之，声强（I）与声压幅度（A）的平方值成反比。

分贝是个对数单位，用来描述电压振幅比值。

组织的衰减系数以 dB/cm 为单位，生物组织的衰减系数不只决定于组织的密度，而且决定于声束的频率，生物组织的衰减系数大致与频率成反比。因此衰减系数与频率之比（即 α/f）大致是个常数，以 dB/(cm・MHz) 为单位表示是方便的。故频率越高衰减系数越大，穿透力也自然会减低。

人体软组织对超声波的吸收不仅与媒质的物理特性有关，而且与生理状态有关。正常组织与病理组织对超声的吸收不同。一般来说，癌组织对超声的吸收较大，炎症组织次之，血液及眼前房液的吸收较小；肌肉组织的吸收有所增加，纤维组织和软骨则能吸收大量能量，骨质的吸收更大。

（四）超声波的衍射和散射

超声波在介质的传播过程中，如遇声阻抗不同的障碍物时，声束方向和声强将发生改变，其程度与障碍物的大小及声阻抗有关。若障碍物的直径大于波长的一半时，则在该障碍物表面产生回声反射，在其边缘只有少量绕射发生。若障碍物直径等于或小于波长一半时，则超声绕过该障碍物而继续前进，反射很少。这种现象叫做衍射。超声波波长越短，能发现的障碍物越小。这种发现障碍物的能力，称为显现力。发生衍射现象时，在障碍物的后方有一块没有声振动的区域，称为“声影”区。如处在超声束边缘的邻近物体，虽然没有阻碍超声的传播，但也使超声束产生“衍射”现象，并出现一些外加的反射，这就给诊断带来了一些复杂的反射回声。当介质以不连续性的粗糙表面、小障碍物或以一组小障碍物形式出现时(只有几个波长或更小)，上面所列计算平面分界面上反射量的公式就不能用，这时将有一部分能量被散射，其程度决定于几何条件，但可以把特性声阻抗的不连续性看成由许多微小的面积（每一面积的大小都远小于波长）构成，并可通过它来解释散射超声的分布。每块面积把入射平面波作为球面子波加以散射，各子波组合起来便形成再发射的超声分布。

散射和衍射的重要区别在于：散射的小障碍物又将形成新的光源，并向四周发射声波；而衍射时，超声波仅绕过障碍物的边缘前进。脏器或组织的微小结构对入射超声呈现的散射现象，是超声成像法研究内部结构的重要根据。

在研究红细胞运动规律时，反（后）向散射是极有用的超声信息。红细胞的直径与超声波波长相比较小，所以红细胞被看作为散射体。尽管这些红细胞反向散射波的振幅比较弱，但它却是多普勒频移信号的主要组成部分。红细胞数量越多，散射源就越多，超声探头接收反向散射信号的强度也就越大。红细胞的空间浓度若保持恒定，总的反向散射信号的强度会明显减弱。如红细胞的空间浓度产生变化时，则反向散射信号的强度会明显增强。

（五）超声波的分辨力

超声波的分辨力系超声检查时，能在荧光屏上被分别显示为两点的最小间距的能力。根据方向不同可分为纵向分辨力和横向分辨力。亦可成为空间分辨力。

1. 纵向分辨力　是指声束穿过介质中能被分辨为前后两点的最小间距，它与超声波的频率呈正比。从单纯的理论数据计算所能测得物体的最小直径，叫做最大理论分辨力，在数值上为1/2波长。例如3兆赫的超声波在人体组织中的波长为0.5 mm，最大理论分辨力为0.25 mm。但由于显示器分辨能力的限制，实际的分辨力要低于理论分辨力的5～8倍。在实际的B型超声设备中，纵向分辨力可达2 mm以下。而不同频率的超声波的纵向分辨力是不同的。

2. 横向分辨力　是指与声束垂直的直线上或平面上，能在荧光屏上被分别显示为两点的最小距离。横向分辨力与声束的宽窄有关。当声束直径小于两点之间的距离时，此两点即可以被显示出来。反之，若大于两点的距离，两个物体在荧光屏上则变为一点。一般医用超声诊断仪器的横向分辨力都比纵向分辨力差。凡横向分辨力差的超声设备，会使不在同一条直线上的周围结构也同时显示出来，使单层结构变为多层结构，这就对观察、诊断图像增加了一些困难。因此，图像的清晰度主要取决于横向分辨力。

至于“分辨力”与“分辨率”是一种什么关系，不同文献及书籍有不同的看法。“分辨率”的一种定义与上述“分辨力”基本是一致的，即纵向分辨率就是超声波传播方向上的距离分辨能力，表示了能够识别相邻两个分界面的最小距离限值。横向分辨率是指换能器在运动方向上，超声波束对两个相邻质点的分辨能力。

“分辨率”的另一种定义是：“分辨率”等于最小距离的倒数（沿纵向或横向），最小距离是指两个目标在显示器上刚刚可以被区别开的距离。“分辨率”还有另一种定义是：分辨率等于声场内一个点目标在显示器上所成图像尺寸的倒数。按这个定义进行测量可以避免在两个点（或线）目标距离很近时散射波所引起的干涉问题。

缩短超声脉冲的持续时间可以增加距离分辨力，这就是说，必须提高超声频率。但是，由于频率高的超声波在人体中衰减也增大，其穿透深度受到限制，因此需要在距离分辨力和穿透深度之间作合理选择。

对横向分辨力也有类似的考虑，如要提高横向分辨力，可以提高超声频率保持声束的几何尺寸和发射角；在近场内可以应用透镜聚焦或凹面换能器在某一深度范围内减小声束宽度。由于人体组织对超声的吸收衰减系数不同，其波长对控制被探察结构的容许尺寸的因素也是有帮助的。在腹部，心脏和神经学研究中采用 2～4 MHz（相当于波长 0.8～0.4 mm，穿透深度 200～100 mm）能取得最优效果，探察血管和“细小部分”时在 3～5 MHz（波长 0.5～0.3 mm，穿透深度 100～50 mm），眼科探察在 8～20 MHz 下进行（波长 0.2～0.1 mm，穿透深度 40～20 mm），对于肺、肠等脏器，因内含空气，常用的超声极难穿透，而颅骨对超声衰减也较大，故通常使用 0.8～1.2 MHz 的超声则易于穿透。为此，针对不同部位的诊断，可选用不同频率的超声探头。

第二节　超声诊断仪

一、仪器组成

1. 主机　由仪器各种电路板和连接电线、电缆、电源转换等组成。
2. 操纵台面　用于各种操作，完成人机之间的对话。
3. 显示器　用于显示图像。
4. 探头。
5. 电缆线和探头插座　用于连接主机、显示器、探头和操作台面之间的电路连接。

二、超声探头的构成

1. 超声探头的核心部分是压电材料。

2. 压电晶片的背面填充吸声材料。作用：产生短促的超声脉冲信号，以提高纵向分辨力。

3. 压电晶片的前面贴以匹配层。作用：除可保护压电材料外，还使压电材料与人体皮肤之间的声阻差相近。目的：减少发射超声由于过度谐振造成的声能损失，从而提高探头的灵敏度。

三、超声产生原理

1. 在压电晶片上施加交变电信号，由此产生晶片相应频率的机械振动。这种电能转换为机械能的现象，称逆压电效应。超声波的发射是压电效应的结果，即电能到机械能的转换。

2. 在压电晶片上施加机械压力或振动，其表面产生电荷。这种机械能转变为电能的现象，称正压电效应。是产生图像的基础。

四、超声探头的种类

1. 电子扫描探头
2. 线阵探头　主要用于小器官及血管等。
3. 凸阵探头　主要用于腹部、产科及妇科等。
4. 相控阵探头　主要用于心脏。
5. 阴道探头　经阴道探测子宫与附件。
6. 直肠探头　经直肠扫查前列腺、精囊、直肠壁。
7. 其他　术中探头导管内微型探头、腹腔镜用探头等。

五、探头频率

1. 单频探头　中心频率固定的探头（频宽较窄）。例如：2.5 MHz 探头、3.5 MHz 探头等。

2. 变频探头　利用仪器面板控制，可根据临床需要选择 2～3 种发射频率。如：同一探头可选 3.5 MHz 或 5.0 MHz。

3. 宽频探头　采用宽频带复合压电材料。发射时，带宽范围 2～5 MHz。接受时分三种情况：

1）选频接收　在接收回声中选择某一特定的中心频率，以满足临床所需的深度。

2）动态接收　接收时，随深度变化选取不同的频率，近区选取高频，中部选取中频，远区只接收低频。如此既达到良好的分辨力又有良好的穿透力，符合深部显示要求。

宽频接收　接收宽频带内所有频率的回声。在近区和中部回声频率高或较高，在远处只接收较低频率的回声。

4. 高频探头

发射频率高达 40～100 MHz 范围的超声探头称之为高频探头。此类探头主要用于皮肤超声成像；眼部专用的超声生物显微镜，观察眼前房等（浅表部分）；冠状动脉内成像等。

六、超声诊断仪的大致分型

（一）根据技术大致可分为三类

1. 全数字化技术，关键技术为数字化前端，即波速形成器。
2. 模拟/数字式。
3. 模拟技术（目前已淘汰）。

（二）根据临床使用目的大致可分为

1. 黑白（台式和便携式）。
2. 彩超（全身型、腹部为主型、心脏为主型）。

（三）常用超声显示类型及临床应用

1. 幅度调制型（A 型）。

（1）最原始的超声探测方法，超声单晶体探头向机体深部发射超声波，在不同软组织或液体的交界面上超声波被反射回探头，探头将接收到的超声波变为电子信号，回送到仪器经处理以波幅形式显示在屏幕上。

（2）图像以波幅的大小、高低、疏密等分析被探测部位的结构深在位置、结构特点。

（3）现在临床已经很少应用，主要用于眼球、胸腔积液、腹水等的探测。

2. 二维型

（1）二维灰阶超声（B型）　是目前应用最广泛的一种类型，规范的名称为“二维灰阶超声”，俗称“B型超声”意思是：亮点显示方法。被普遍用于腹部、妇产、心脏、表浅部位的检查和疾病诊断。

（2）二维彩色多普勒超声　是在二维灰阶基础上加上彩色多普勒信号的显示方法，用于了解检查部位的血液或其他流体流动的情况。

（3）超声心动图（M型）　以流动的曲线波形主要显示心脏瓣膜、心壁波动、大血管等结构的运动情况。是心脏最常用的超声检查方法。

（4）频谱多普勒超声检查　在二维超声基础上，对检查部位的流体（主要是血流）以波幅的形式显示，根据流动的波形和波幅能了解血流类型（动脉或静脉），计算搏动频率，血流速度和各种血管功能指数等。

（5）经颅频谱多普勒超声（TCD）　是直接应用单晶片探头检查颈部和颅内血管频谱的超声检查方法，在神经内、外科应用较普遍。

（6）三维超声　是在二维超声基础上发展起来的一项新技术，可以直观地显示检查结构的立体图像。

（四）超声仪器类型

根据上述超声检查和图像显示方法，超声仪器可分为：专用机型和综合机型。还可将超声仪器分为便携式机和台式机型。

1. 专用机型　专用于特定部位和特定超声检查能力的仪器。

（1）A型超声检查仪器　临床已经很少应用，主要用于眼球、胸腔积液、腹水等的探测。

（2）眼科检查超声　一般具有A型、B型、灰阶和彩色多普勒二维以及频谱多普勒等功能，较新型的还具有三维成像功能。

（3）经颅频谱多普勒超声（TCD）仪器

（4）心脏超声检查仪器　具有超声心动图（M型）、二维灰阶和彩色多普勒超声、频谱超声检查功能，用于检查心脏和外周血管。

（5）腹部超声检查仪器　具有二维灰阶和彩色多普勒超声、频谱超声检查功能，用于检查腹部、妇产和表浅部位以及外周血管。

（6）内窥镜胃肠超声（EUS）　是和胃肠内窥镜共同完成的一项超声检查，国内仅少数大医院配备。用于检查食管、胃、十二指肠、大肠及其周围器官。

2. 综合机型或全身机型　可用于多部位的多功能超声检查，须根据使用者的需要配置相应的探头和相关软件。

3. 提示

（1）二维伪彩色超声是利用计算机，将灰阶的黑白图像变为单一的任何一种彩色，对诊断和图像观察没有质的改善，已经禁止使用。

（2）胃肠超声检查仪器：配以普通二维灰阶和一般彩色多普勒超声功能，加上伪彩色图像转换，冒充胃肠专用超声机器纯属欺骗患者的欺诈行为，应给以坚决抵制！

第三节 超声诊断仪的使用和功能键调节

一、实时灰阶超声诊断仪的调节

1. 显示器图像的调解 将对比度和亮度调至适当程度，以图像柔和、细腻、不失真为原则。

2. 探头类型及频率选择 按检查部位、脏器和受检者体型、年龄而定。

3. 前处理 可理解为“脏器最佳选择”优化的多种调节，限中高档仪。可按菜单首先调出“腹部”、“小器官”、“血管 ”等许多项目，并选出其中某项具体脏器。可选定脏器诸仪器条件的优化调节组合。例如：

（1）“腹部”（肝、肾、移植肾、前列腺、妇科、胎儿/产科等） 应选中某个需要检查的脏器或比较接近的脏器，如“胎儿/产科”。

（2）“小器官”（甲状腺、乳房、睾丸、肌骨、眼等） 应选中某个需查的脏器或比较接近的脏器，如“乳房”。

（3）“血管”（颈动脉、腹主动脉、肾血管、肢体血管、经颅血管 TCD 等） 宜选中某种血管或近似的血管。

4. 深度增益补偿（TGC）调节 根据不同探头和频率调整；不同脏器也需要区别对待。一般根据图像显示效果对不同深度的图像进行分段调节。例如观察腹部肝脏和位于膀胱后方的前列腺、子宫时对 TGC 的调节完全不同，现在的仪器近场伪像已经得到良好控制，所以不必要将近场区域的调节键过度压减。良好的调节应该是使图像近场到远场图像质量一致，不宜反差过大。

5. 总增益（Gain） 调至图像显示比较清晰程度。增益过低造成低回声和对比度差的病变漏检，增益过高则妨碍对小病变的辨认。应根据受检者的体型、部位和脏器图像显示情况进行调解。

6. 聚集调节（Focus） 可选一点聚集，根据观察不同深度随时调节；也可选择两点聚集和多点聚集。也是根据需要观察的不同脏器和深度设定聚焦方式和聚焦深度。

7. 后处理 后处理曲线可使灰阶最佳分配。通常不必调节，除非前处理最佳脏器调节仍不满意。

8. 动态范围及灰阶 前者主要用于调节灰阶信号的强度（灰阶幅度范围），经常使用的范围约是 40～70 分贝（dB）左右，其作用主要用于显示图像的对比度。后者主要调节灰阶的细腻程度。主要以使用者直观感觉，认为图像质量比较清晰即可。（人眼对灰阶的分辨力约为 20～25 dB）

9. 帧频（每秒显示的画面数） 实时灰阶超声的帧频通常是 25～30 帧/每秒。

二、彩色多普勒诊断仪的调节

（一）二维彩色多普勒超声显像

是在脉冲多普勒的基础上，经过若干成像技术的处理，用彩色形象地显示出血流的流动方向、速度、分布、状态等。

1. 首先进行实时灰阶超声仪的调节和图像观察，应清楚显示声像图并初步找到“感兴趣区”（interested area），特别注意有关脏器/血管是否选准。

2. 按 CD（彩色 Doppler）钮，图像上出现彩色取样框。

3. 将取样框置于“感兴趣区”，调整聚集点。注意彩色取样框不可过大。对血流的取样框角度进行必要的校正，以弥补因角度因素引起的彩色血流信号造成的误差。

4. 核定彩标色谱指示的血流方向（通常设定血流朝向探头为红色，背向探头为蓝色）。

5. 彩色模式选择　可提高彩色显示的质量和信息量，一般常设有几种不同的方式，如方差显示、速度显示等，值得注意的是在检查心脏时正确的方式应选择方差显示（能显示血流速度变化及对湍流的显示能力），此模式的标尺由红、蓝、黄、绿组成。

6. 调整彩色速度标尺，（scal）　提高或降低脉冲重复频率，增加或降低频率量使流速指示值接近实际血流速度水平。流速指示过低时易出现提高彩色混叠现象，过高时彩色充填不足。

7. 调节彩色增益，直至适当显示血管内的血流信号。

8. 如果深部组织内血管彩色血流信号不显示或显示不充分时，宜降低多普勒频率或提高彩色增益。

9. 彩色偏转（左、中、右）调节　使声束与血流夹角变小，有利于提高彩色血流信号，从而增加敏感度。

10. 滤波器调节　有助于滤掉低频噪音信号。降低低速血流的显示，消除活动脏器如运动而产生的低频频率及彩色干扰（如心脏的室壁及瓣膜运动），突出彩色血流的质量。但过多的滤波易损失真实的血流信号。

11. 黑白平衡　使彩色血流和灰阶脏器结构达到需求并改善显示脏器结构及血流彩色的质量和清晰度。

3. 频谱多普勒

（1）按 PW（多普勒频谱）键。

（2）调节彩色增益　使彩色信息量保持最佳显示状态。

（3）滤波（filter）调节　用以压低低频信号，突出高频信号。

（4）调整取样线，使取样容积位于血管或心腔内的特定位置。

（5）调节取样容积大小，并使其位于血管中间。

（6）调节取样线与血流角度，使校正的角度小于 60。

（7）基线（baseline）位移　用以完整显示朝向或背离探头的血流谱图，克服单向折返现象；基线适当放低，可使正向频谱波充分朝上；基线抬高则保证向下的反向血流波形的完整。

第四节　超声诊断仪的维护

（一）对仪器的维护和安全注意事项

1. 仪器的电源一般为 220±20 V（180～240 V），对试电不稳定的地区应加用可靠的稳压器，原则上稳压电源的功率应大于超声仪器的 2 倍。

2. 应保证持续稳压电源供电，避免在短时间内的连续断电。一旦发生断电应立即关闭的电源，重新启动应在 3～5 分钟之后（保护 CPU）。

3. 除仪器电源供给应带有地线外、每台仪器均有机壳连接的附加地线，应当予以正确连接，目的是提供双安全保护及防止干扰。

4. 检查室应注意室内空气流通，经常进行和外空气的交流；注意室内清洁防尘，仪器定期做机内除尘保养；远离高频电场、磁场和强电流环境。如：理疗科、放射科、发电机组、电焊场所。

5. 室温控制和防潮　电器部件要避免高温、潮湿、灰尘和易燃气体。超声检查室的室温应控制在 25℃左右。不宜在有乙醚的手术室使用，工作室内不可使用煤气、天然气。

6. 监视器避免阳光和紫外线直射，严禁用硬锐器物的接触，严禁圆珠笔等物的直接点划；应养成不用手指直接接触、点触荧光屏。

7. 良好通风，以利散热。如：仪器安放应有足够的空间，高温季节可加用电扇。

8. 搬运移动整机时，注意防震和磕碰。

9. 探头的保养、维护

（1）严禁磕碰敲击，避免撞击、落地和摔打。

（2）匹配层严禁过力摩擦，严禁有机溶剂的接触。

（3）使用合格的耦合剂（禁用液体石蜡、甘油的耦合剂）。

（4）避免使用有机溶剂如酒精等作为清洁剂。

（5）禁止高温、高压消毒。避免腐蚀性气体消毒。

（6）可用柔软湿润的织物清除探头上的耦合剂和污垢。忌用硬物触划、擦拭探头表面的保护层。

（7）探头电缆线避免用力牵拉、过度扭曲弯折，注意保护电缆线不受到检查床等的挤压，保护电缆线外表的清洁，探头电缆线和探头之间不能有过度的折曲和扭曲。

（8）保修期内尽量增加仪器使用率，以便于暴露仪器的潜在故障。一旦出现故障可请专业人员协助处理。

（9）应经常清洁仪器台面，擦除荧光屏上的灰尘。经常检查地线连接、电源连接是否可靠。

（10）定期进行仪器除尘。在专业技术人员参与下，可打开仪器侧板，拔除电路板进行除尘工作。切勿自行拆卸除尘。

（11）定期接受专业部门的仪器检测；接受专业部门的指导。

（程克正　李建国　孙　博）

第二章　心脏解剖与生理

第一节　正常心脏解剖

一、心脏位置

正常心脏位于胸腔纵隔内偏左侧。以身体正中线为界，约 2/3 位于正中线左侧。心脏底部朝向右上，心尖朝左下，心脏长轴与身体正中线约呈 45 度角。心脏前方和两侧大部分被胸骨、肋骨、肺和胸膜遮盖，后方紧邻气管、食管、降主动脉等，上方与进出心脏的大血管相连，下方与横膈和下腔静脉比邻。

二、心脏的构成

心脏是一个复杂的中空肌性器官，心壁由心内膜、心肌和心外膜三层构成。整个心脏由四个心腔、四个瓣膜以及与各心腔相连的大血管组成。心房与心室之间由房室瓣分开，左、右心腔之间由房间隔和室间隔分开（图 2－1）。根据功能和部位的不同心脏可进一步分为左心系统和右心系统。

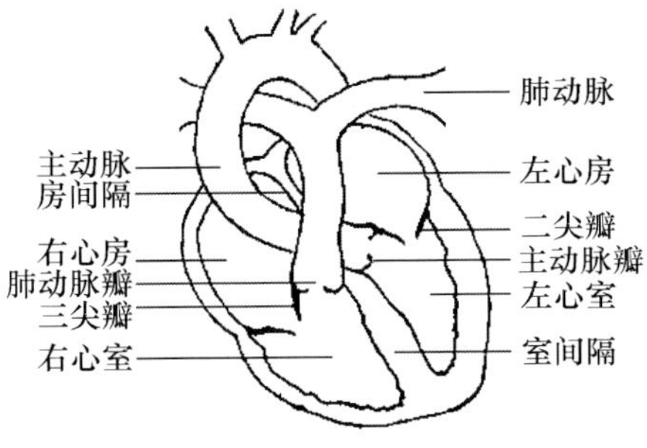

图 2－1　心脏构成

三、左心系统

左心系统由肺静脉、左心房、二尖瓣、左心室、主动脉瓣、升主动脉组成。

1. 肺静脉　共有四支，分别开口于左心房的背侧。根据方位关系称为左上、左下、右上和右下肺静脉。

2. 左心房　位于心脏的左后上方。左房壁内面光滑，其前下部与二尖瓣相连。右侧壁为房间隔，后壁宽大有四条肺静脉开口，左侧为游离壁，上部比邻肺动脉分叉和气管分叉。前上有一突出的锥形结构为左心耳，其内壁不平有网格状的梳状肌。

3. 二尖瓣　位于左房和左室之间。由瓣环、前后两个瓣叶、前后两组乳头肌以及连接瓣叶与乳头肌的多级腱索构成。上述所有成分又总称为二尖瓣器。前后两个瓣叶大小面积近似，但前瓣较宽稍短又称大瓣，后瓣较长稍窄又称小瓣，两个瓣叶相交处融合称为前后交界区。前、后瓣叶由对合缘到瓣环附着处又顺序划分称作粗糙部、透明部和基底部。

4. 左心室　位于心脏左侧偏下、偏后处。壁厚，内膜面肌小梁相对细少。整体近似圆锥形，横断面圆形。上部左后为二尖瓣口，右前为主动脉瓣口。两个瓣口间以二尖瓣前叶为界延伸到左室心尖将左心室腔分为流入道和流出道。左心室壁依据方位可进一步划分为前壁、侧壁、后壁、下壁、室间隔和心尖（图 2－2）。

5. 主动脉瓣和主动脉窦　主动脉瓣位于左室流出道与升主动脉之间。主动脉瓣由主动脉瓣环和三个半月形的瓣叶组成。主动脉根部与主动脉瓣相对应的主动脉壁略向外膨出称为

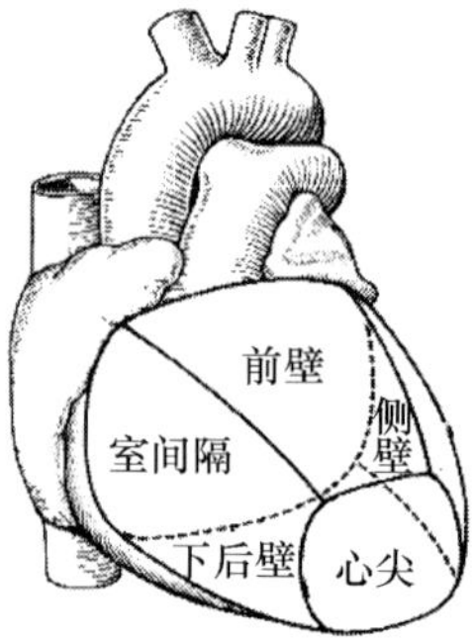

图 2-2　左室壁划分

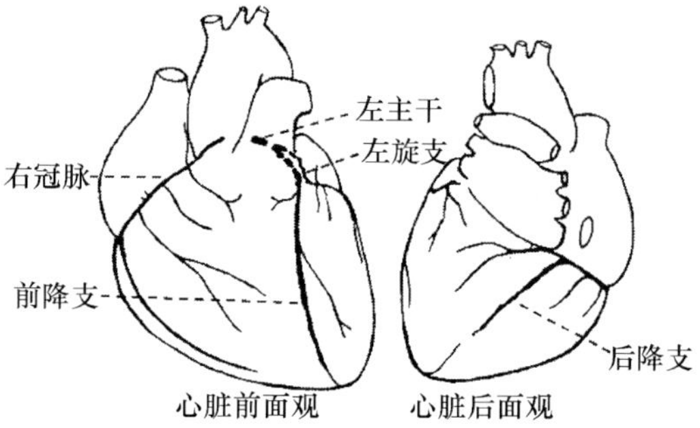

图 2-3　冠状动脉分布

主动脉窦。主动脉窦根据有无冠状动脉开口及其方位又分别称为左冠状动脉窦、右冠状动脉窦和无冠状动脉窦。三个对应的主动脉瓣叶，也称为左冠瓣、右冠瓣和无冠瓣。

6. 主动脉　分为升主动脉、主动脉弓和降主动脉。升主动脉由主动脉瓣口发出，向右前上升至右侧第二胸肋关节后向左移行为主动脉弓，并依次发出无名动脉、左颈总动脉、左锁骨下动脉。弓部向左后走行至第四胸椎水平向下延续为降主动脉，后者以膈肌为界再分为上方的胸主动脉和下方的腹主动脉。

三、右心系统

右心系统由腔静脉、右心房、三尖瓣、右心室、肺动脉瓣和肺动脉组成。

1. 腔静脉　包括上腔静脉和下腔静脉。上腔静脉由左、右头臂静脉在右侧第一胸肋关节后方汇合而成，向下走行开口于右心房的右上部。下腔静脉由左、右髂静脉汇合而成，沿腹主动脉右侧上行，经肝腔静脉窝穿膈肌的静脉孔开口于右心房的右下部。

2. 右心房　位于心脏的右前上方。前壁内面有梳状肌称固有心房，其上部偏内侧有一锥形突起结构为右心耳。右后壁内面较光滑称静脉窦，与上下腔静脉相连。后内侧壁为房间隔，其中间偏下后部分菲薄称卵圆窝。右房的前下部为三尖瓣口。在下腔静脉口与三尖瓣口之间还有冠状静脉窦开口。

3. 三尖瓣　位于右房和右室之间。由瓣环、三个瓣叶、腱索及三组乳头肌等构成三尖瓣器。三个瓣叶根据附着位置分为较大的前瓣和较小的后瓣和隔瓣。前瓣与隔瓣交界处与室间隔膜部相比邻。三组乳头肌根据方位和附着点不同称为前组乳头肌、后组乳头肌和圆锥乳头肌，后者又称隔乳头肌或内乳头肌。

4. 右心室　位于心脏右前下方，壁较薄。内膜面肌小梁粗大，整体似三角形，横断面似半月形。其右后上方为三尖瓣口，其左前上方为肺动脉瓣口。在三尖瓣口与肺动脉瓣口之间有一粗大肌性突起称室上嵴，是右室流入道与流出道的分界线。从三尖瓣口延伸到右室心尖的部分称右室流入道。自室上嵴至其左前上方肺动脉瓣开口的部分称右室流出道，该段下宽上窄形似倒置的漏斗，又称右心室漏斗部。在流入道近右室心尖的部位有一横行在前乳头肌根部与室间隔之间的粗大的肌柱，称右室调节束或节制索。

5. 肺动脉瓣　位于右室流出道与肺动脉之间，由瓣环和三个半月形的瓣叶组成，根据位置不同分别称为前瓣、左后瓣和右后瓣。

6. 肺动脉　在主动脉根部的前方由肺动脉瓣口发出，向左上斜行至主动脉弓下分叉为左、右肺动脉。

四、房、室间隔

1. 室间隔　分隔左、右心室，由膜部和肌部组成。肌部占室间隔的大部，依据位置不同又分为流入道部、小梁部和流出道部，后者又称漏斗部。膜部菲薄、面积小，位于室间隔的上部，膜部被三尖瓣隔叶自后向前下方向分隔，位于后上方者形成心房隔，分隔左、右心房，位于前下方者为心室隔，分隔左、右心室。

2. 房间隔　分隔左、右心房，较薄。其中部仅由心内膜和结缔组织组成，菲薄略凸向右房侧称卵圆窝。

五、心脏自身血液供应

心脏自身血液供应源于冠状动脉，冠状动脉共有两支，分别自左、右冠状动脉窦发出。左冠状动脉主干长约1 cm，继之分为左前降支和左回旋支两个主要分支。左前降支沿前室间沟向下走行并绕过心尖达心脏后方，主要向左心室前壁、室间隔前 2/3 以及左室心尖部供血；左回旋支沿冠状沟向左走行并绕至左室后方，主要向左心室侧壁和后壁供血；右冠状动脉沿冠状沟向右走行并绕至心脏后方达后室间沟后向下走行主要向右心室壁、左心室下壁和室间隔后 1/3 供血（图 2 - 3）。

第二节　心动周期

心脏跳动一次包括收缩和舒张两个大的时相，也称为一个心动周期。在一个心动周期内心房和心室的收缩和舒张活动、瓣膜的开放和关闭按一定规律和顺序进行才能保证血液始终朝一个方向流动。根据房室和瓣膜运动的规律以及心内血流动力学的变化，一个心动周期可进一步细分为以下七个小的时相（图 2 - 4）：

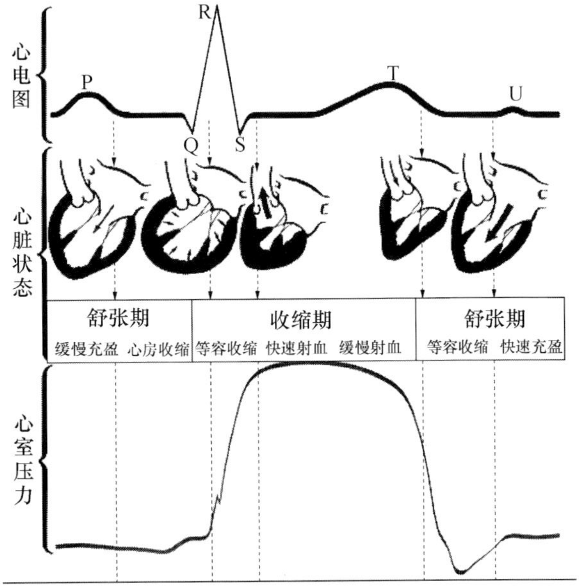

图 2 - 4　心动周期

一、等容收缩期

心脏舒张末期心室开始收缩，心腔内压急剧升高，此时心腔内压力高于心房但尚低于主动脉，房室瓣关闭至半月瓣打开之前的一段时间。此时相内心腔压力改变，但容积无变化故称为等容收缩期。

二、快速射血期

接上一时相，心室收缩，心腔内压继续升高超过动脉压使动脉瓣打开，心室内血液快速射入大动脉导致动脉压急剧升高达到顶点。故将动脉瓣开放到动脉内压力达到最高点的这段时间称为快速射血期。

三、缓慢射血期

接上一时相，心室继续收缩并渐向舒张期过渡，收缩力降低，射血速度减慢，大动脉和心室内压力逐渐降低，直至动脉瓣关闭。故将动脉压达最高点至动脉瓣关闭的这段时间称为缓慢射血期。

四、等容舒张期

接上一时相，心室开始舒张，心室内压迅速下降，动脉瓣关闭，但房室瓣尚未开放。此段时间内，心室压力改变，但心腔内容积不变。故称为等容舒张期。

五、快速充盈期

接上一时相，心室继续舒张，心室内压力继续下降低于心房压力使房室瓣打开，心房内血液顺压力梯度迅速流入心室，心室容积迅速增加。此段时间内心室充盈血量约占整个舒张期心室总充盈量的70%，故称快速充盈期。

六、慢速充盈期

接上一时相，心室主动舒张停止，心室借助血流惯性处于被动舒张状态，心室内压力因充盈血量增加而渐升高，房室之间压差趋于平衡，房室瓣漂起处于半关闭状态，只有少量或微量血液进入心室，故此段时间称为缓慢充盈期。

七、心房收缩期

接上一时相，心室处于被动舒张状态，心房收缩致房室瓣再次开放，将心房内剩余血液再次泵入心室，此段时间的心室充盈量约占舒张期总充盈量的20%～30%。

第三节　心脏功能

广义的心脏功能包括机械运动、心电兴奋传导、瓣膜开放关闭、内分泌等多方面内容。但通常含义的心脏功能是指心脏的机械运动功能。包括心脏的收缩功能和舒张功能。

一、影响收缩功能的主要因素有

（一）前负荷

指心脏舒张时所承受的容量负荷，用心室舒张末期容积或舒张末压力表示。前负荷决定着收缩前心肌的初长度，根据 Frank－Starling 定律，在一定生理限度内，前负荷越大，心肌收缩力越大，心搏量增加。

（二）后负荷

指心室收缩时所面对的阻力，又称压力负荷。即主动脉或肺动脉内的压力。在无流出道或动脉瓣狭窄时，后负荷取决于以下几方面：（1）主动脉的顺应性：即主动脉随容量和压力升高管壁扩张的能力，如果血管壁增厚，则顺应性降低。（2）外周血管阻力：它取决于小动脉血管床的横断面积及血管紧张度，后者受血管和体液因素的影响。(3) 血液黏度：血液黏度增高，则外周血管阻力增大。(4) 循环血容量。其中，以外周血管阻力为最重要，临床上常以此作为左心室后负荷的指标。在一定范围内收缩力与后负荷呈正比，但心脏搏血量不增加。

(三) 心肌的收缩能力

是指心肌不依赖于前、后负荷而改变其力学活动的一种内在特性，即通过改变心肌细胞兴奋-收缩耦联的各个环节而影响心肌的收缩强度和速度，使心脏每搏量和搏功发生相应改变。心肌收缩能力增强，每搏量增加，反之则减少。这种调节与心肌的初长度变化无关，故又称等长调节。

二、影响心脏舒张功能的主要因素有

(一) 心肌的松弛性

即等容舒张期和快速充盈期心肌纤维恢复至收缩期前长度和张力的能力。属于需要耗能的主动舒张运动，占心肌总耗能的15%，任何影响心脏能量代谢的疾患，都可能影响心肌的松弛性。

(二) 心肌的顺应性

即心室舒张中晚期（缓慢充盈期和心房收缩期）心室壁对前负荷或者对容积-压力改变的适应能力。属于无需耗能的被动舒张运动。任何影响心肌僵硬度的病变均可导致心肌顺应性下降。

三、心搏出量与心输出量

心搏出量又称每搏排出量（stroke volume，SV）指每个心动周期排出血量。等于心室舒张末期容（EDV）与心室收缩末期容积（ESV）的差值，即 SV＝EDV－ESV。

心输出量又称为心排出量（cardiac output，CO）是指每分钟左心室或右心室射入主动脉或肺动脉的血量。其数值等于每搏排出量乘以心率（HR），即 CO＝SV×HR。

四、射血分数

射血分数（EF）指每搏输出量占心室舒张末期容积的百分比，即 EF＝SV/EDV×100%。EF 是检测心室收缩功能的主要指标。人体安静时的 EF 约为 55%～65%。EF 与心肌的收缩能力有关，心肌收缩能力越强，则每搏输出量越多，EF 越大。

第四节　血液循环和正常心血管内压力

一、体循环

体循环也称大循环，是指由肺静脉回到左心腔的含氧血液射入主动脉，沿主动脉到远端各分支进入各器官组织，经全身毛细血管组织进行血氧和营养物质交换后，进入静脉系统，最终由上、下腔静脉回流入右心房的循环过程。体循环路径长，压力高，阻力大。即左心室的后负荷较大。

二、肺循环

肺循环也称小循环，是指回到右心的低氧血液经肺动脉到达肺内毛细血管网，经气体交换后，进入肺静脉，回到左心房的循环过程。肺循环路径短，压力低，阻力小。即右心室的后负荷较轻。

三、正常心血管内压力（图 2－5）

1. 主动脉压　正常成人主动脉收缩压 90～140 mmHg，舒张压 60～90 mmHg。高于此限为高血压，低于此限为低血压。

2. 肺动脉压　正常成人肺动脉收缩压 19～30 mmHg，舒张压 6～12 mmHg，平均压 10～20 mmHg。肺动脉压明显低于主动脉压。

3. 心室压　左心室压力高于右心室。正常左心室收缩压 90～140 mmHg，舒张末期压 3～12 mmHg；右心室收缩压 18～30 mmHg，舒张末压 2～8 mmHg。

4. 心房压　正常左心房压力 3～15 mmHg，平均压 8 mmHg。右心房压力 0～10 mmHg，平均压 5 mmHg。

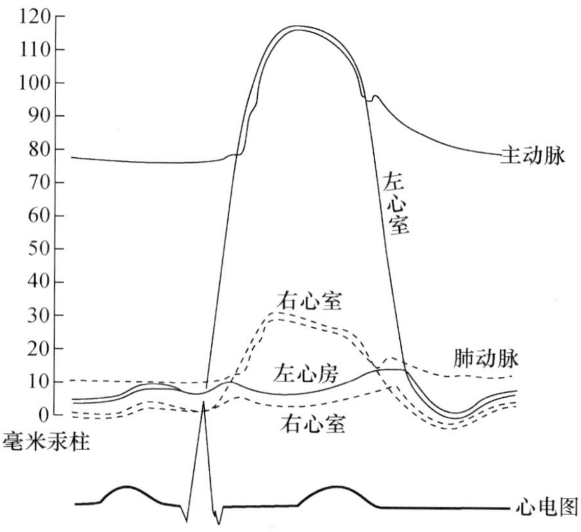

图 2－5　心血管内正常压力

（李　越　吴雅峰）

第三章　正常心脏超声

第一节　正常 M 型超声心动图

一、检查方法

受检者取平卧位、左侧卧位或坐位。在二维超声心动图的引导下，将取样线放置在需要检测的区域并尽量与靶组织界面相垂直，开启 M 型超声按钮获取相应部位的运动曲线。

二、常用 M 型超声心动图运动曲线

一般将 M 型超声心动图的检查分为五个标准检查区，并进一步根据所能观测到的主要心血管结构运动曲线归纳命名为不同波群。最常用的 M 型运动曲线主要有以下波群：

（一）心底波群

主要由以下运动曲线组成（图 3－1）

1. 右心室流出道　位于心底波群上部，由胸壁及右心室流出道前壁曲线与主动脉根部前壁曲线组成。

2. 主动脉根部　包括主动脉根部前壁和后壁两条平行的活动曲线，收缩期呈前向运动形成上升段，舒张早期向后运动形成下降段。舒张中晚期主动脉壁又有一次低幅度的前向运动称重搏波。

3. 主动脉瓣曲线　位于主动脉根部前、后壁运动曲线之间。由主动脉右冠瓣和无冠瓣的运动曲线组成。收缩期瓣叶开放曲线呈六边形盒状，舒张期关闭呈与主动脉壁运动同步的单一闭合线。

4. 左心房腔　由主动脉后壁与左房后壁运动曲线组成，两曲线之间为左房腔前后径。

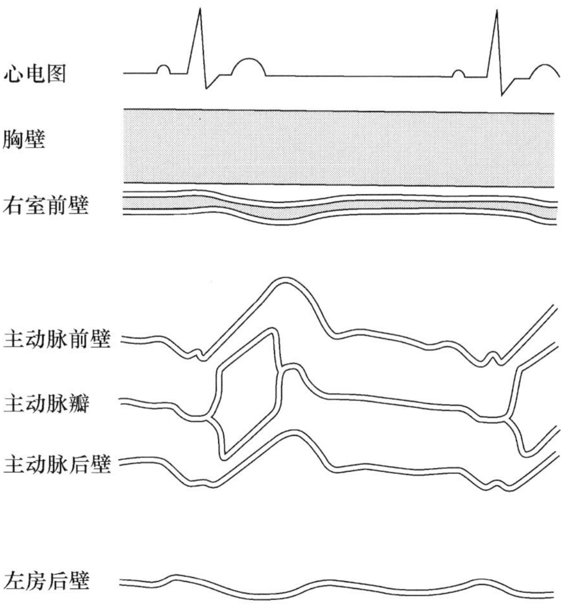

图 3－1　心底波群

（二）二尖瓣波群

主要由以下运动曲线组成（图 3－2）：

1. 二尖瓣活动曲线　包括二尖瓣前叶和后叶运动曲线。正常人前叶运动曲线舒张期呈双峰。其舒张早期形成的峰为 E 峰，是左心室快速充盈、瓣叶迅速开放所致。舒张晚期心房收缩形成的峰为 A 峰，是左房收缩瓣叶二次开放所致。E 峰大于 A 峰。后叶与前叶运动呈镜像关系，但波幅较小。

2. 左心室流出道　二尖瓣前叶收缩期关闭线到室间隔的左心室面的间距为左心室流出道内径。

（三）心室波群

主要由以下运动曲线组成（图 3－3）：

1. 右心室前壁　仅靠胸壁，心室收缩时右室前壁向下运动，可与胸壁回声相鉴别。

2. 右心室腔　由右室前壁与室间隔右心室面构成，是常规测量右心室前后径的部位。

3. 室间隔　室间隔活动曲线为一条低回声曲线，其前为右心室腔，后为左心室腔。收缩期增厚向左心室腔运动，舒张期变薄向右心室腔运动。是常规测量室间隔厚度、运动幅度及收缩期增厚率的部位。

4. 左心室腔　室间隔与左心室后壁活动曲线之间为左心室腔。收缩末期内径最小，舒张末期内径最大，反映左心室容量变化。是常规测量左心室功能并做定量分析的部位。

5. 左心室后壁　左心室后壁与室间隔呈反向运动。收缩期增厚向左心室腔运动，舒张期变薄背离左心室腔运动。是常规测量左室后壁厚度、运动幅度及收缩期增厚率的部位。

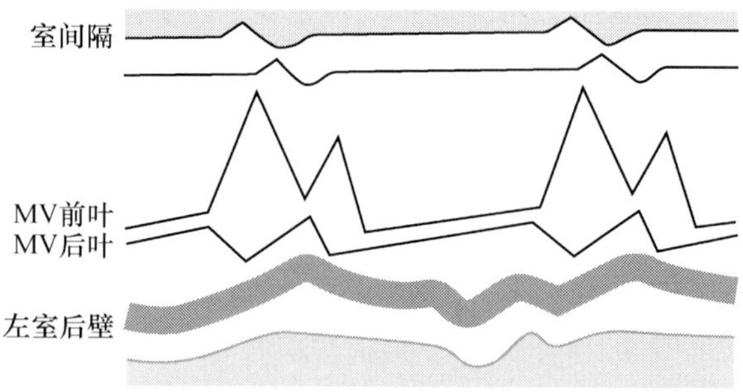

图 3－2　二尖瓣波群

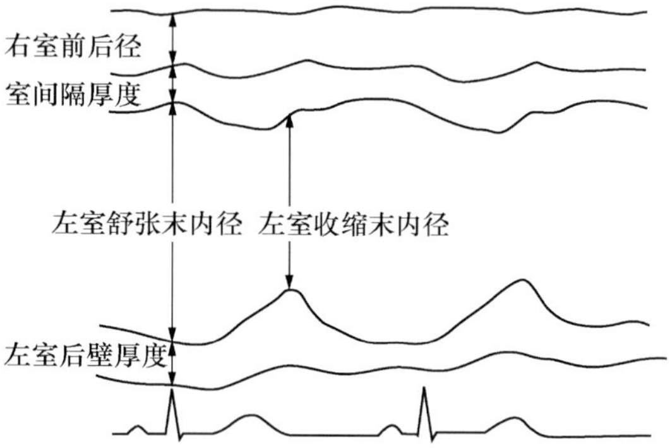

图 3－3　心室波群

第二节　正常二维超声心动图

一、检查方法

受检者取平卧位或左侧卧位。根据检查需要将超声探头放置在恰当声窗，通过一系列常用标准检查切面观测心血管组织结构和运动功能状态（图 3－4，A、B、C、D 和 E 等区域分别代表左侧胸骨旁、心尖部、剑下、胸骨上窝和胸骨右缘等声窗）。

二、常用二维超声心动图检查切面（图 3－5，3－6，3－7）

（一）胸骨旁左心室长轴切面

超声探头置于左侧胸骨旁声窗，扫查方向与右肩到左肋角连线平行。显示结构有右心室流出道、主动脉及主动脉瓣、二尖瓣、左心房、右心室、室间隔、左心室及左心室后壁。除了对上述结构相关病变进行诊断之外，也是检测左心室、主动脉和左心房大小，心室壁厚度的标准切面。

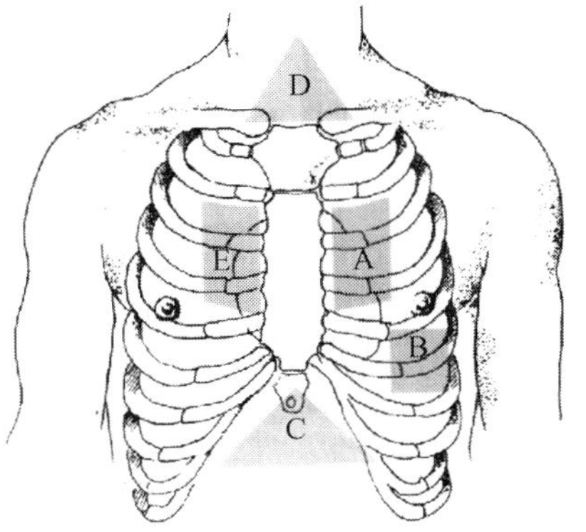

图 3-4　超声心动图声窗

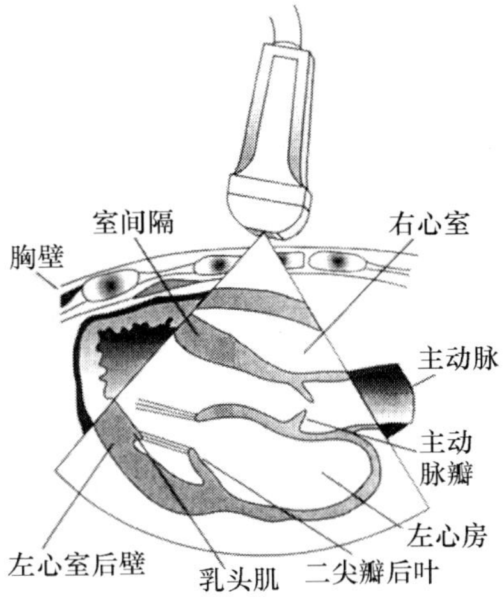

图 3-5　胸骨旁左心室长轴切面

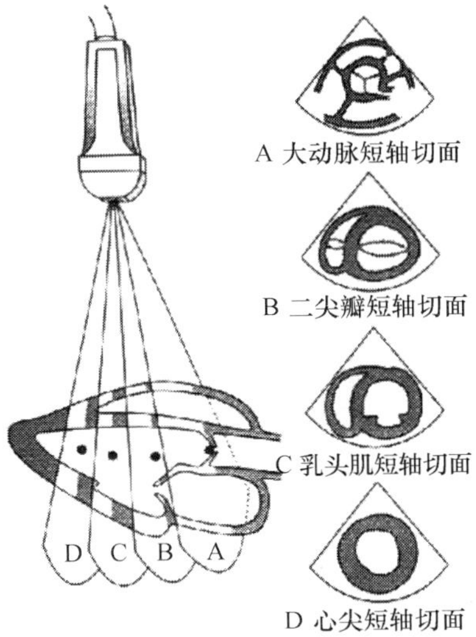

图 3-6　胸骨旁短轴切面

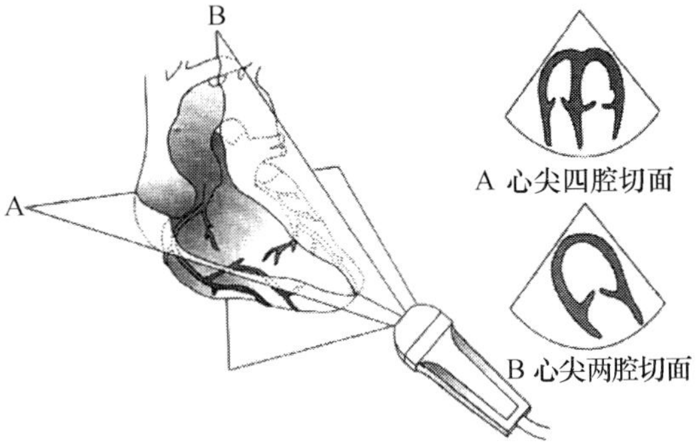

图 3-7　心尖四腔和两腔切面

二、大动脉短轴切面

超声探头置于左侧胸骨旁声窗，在左心室长轴切面基础上探头顺钟向旋转 90°。显示结构有右心室流出道、右心室、三尖瓣、右房、主动脉根部短轴及主动脉三个瓣叶、左房、房间隔、主肺动脉长轴及肺动脉瓣。

三、左心室短轴切面

左心室短轴切面主要有二尖瓣短轴切面、乳头肌短轴切面、心尖短轴切面。这些短轴切面重点用于显示二尖瓣开放关闭状态以及左心室基底、中间和心尖不同平面的室间隔、左心室前壁、侧壁、后壁、下壁等不同节段的室壁运动状态。

四、心尖四腔心切面和两腔心切面

超声探头置于心尖声窗，探头扫查平面接近呈水平位，从心尖向心底方向扫查。该切面主要显示左心室、左心房、右心室、右心房四个腔，以及室间隔、房间隔，二尖瓣前叶和后叶、三尖瓣前叶及隔叶以及肺静脉干左房开口等形态结构和运动状态。在四腔切面基础上顺钟向旋转探头约 60°即为左心室两腔切面，主要用于观察二尖瓣和左室前壁与后壁的形态结构和运动状态。

第三节　正常心脏脉冲多普勒血流频谱

一、检查方法

受检者在进行二维超声心动图检查基础上，根据检查需要将取样容积放置在恰当部位，使声束尽可能与血流运动方向保持平行，开启脉冲多普勒按钮获取相应部位的血流频谱（图 3-8，3-9）。

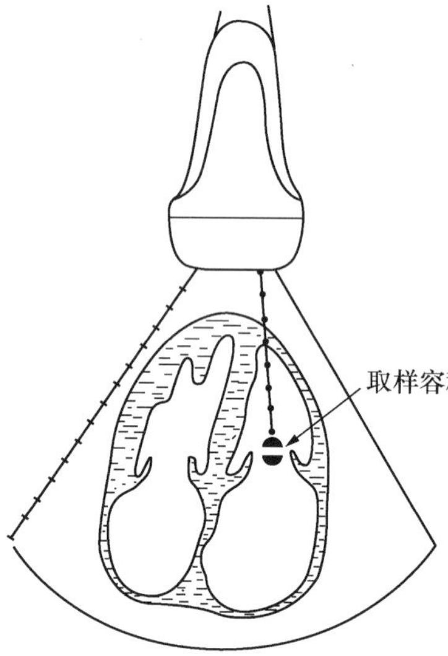

图 3-8　二尖瓣脉冲多普勒血流频谱检查方法

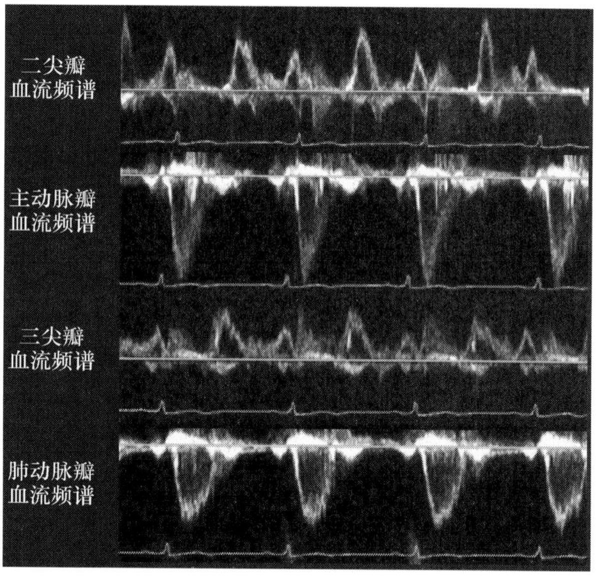

图 3-9　各瓣膜脉冲多普勒血流频谱

二、常用脉冲多普勒血流频谱

脉冲式多普勒超声可以对心腔内各瓣口的血流进行定性和定量检测。在心血管疾病的诊断方面具有十分重要的作用。

（一）二尖瓣血流频谱

1. 取样部位　在二维超声心动图心尖两腔或四腔心切面，将取样容积置于二尖瓣前后叶瓣尖的部位。

2. 频谱形态　二尖瓣血流频谱呈舒张期双峰波形。第一峰产生于舒张早期较高称为 E 峰，第二峰产生于舒张晚期即心房收缩期较低称为 A 峰。正常状态下 E 峰的峰值流速和射血时间均大于 A 峰。

（二）三尖瓣血流频谱

1. 取样部位　在二维超声心动图的心尖四腔心或右心两腔心或胸骨旁大动脉短轴切面，将取样容积置于三尖瓣口部位。

2. 频谱形态　与二尖瓣血流频谱形态相似。呈舒张期双峰波形。第一峰产生于舒张早期较高称为 E 峰，第二峰产生于舒张晚期即心房收缩期较低称为 A 峰。正常状态下 E 峰的峰值流速和射血时间均大于 A 峰。但相对于二尖瓣血流频谱，其峰值流速略低且随呼吸有一定变化。

（三）主动脉瓣血流频谱

1. 取样部位　二维超声心动图的心尖五腔或三腔心切面，取样容积置于主动脉瓣上。

2. 频谱形态　呈收缩期近似三角形的单峰波。加速支陡峭，其速率略大于减速支速率。

（四）肺动脉瓣血流频谱

1. 取样部位　取二维超声心动图的胸骨旁大动脉短轴或剑下大动脉短轴切面。取样容积置于肺动脉瓣上。

2. 频谱形态　与主动脉瓣频谱形态相似，呈收缩期单峰波。不同的是其血流的加速支与减速支均较缓慢，单峰波轮廓近似对称的圆锥形。正常人的肺动脉瓣血流速度低于主动脉瓣的血流速度。

第四节　心脏功能及心腔压力的超声测定

一、心室收缩功能

目前尚不能直接检测出心脏收缩力量的大小。一般是通过左心室射血量、射血效率、心室壁运动的幅度和速度等参数间接评估心室的收缩功能。

（一）左心室射血分数（EF）

左心室射血分数是每搏排出量占左心室舒张末期容积的比值：

即：$EF=\frac{EDV-ESV}{EDV}\times 100\%$

其中 EDV 和 ESV 分别为左心室舒张和收缩末期容积，可由 M 型或二维超声心动图检测得到左心室长径、短径和面积并代入相关计算公式求出。常用有以下计算方法和公式：

1. 立方法　将左心室短轴直径代入下面公式的 D 求出左心室容积。

立方法计算公式：$V=D^3$

即通过 M 型或二维超声心动图检测，得到左心室长轴舒张末期前后径（LVIDd）和收缩末期前后径（LVIDs），将实测值分别代入上述公式中的 D 就可得到左心室的 EDV 和 ESV。但在实际工作中为了克服心脏扩大变形导致的计算误差，常采用 Teichhoolz 矫正公式：$V=7D^3/(2.4+D)$。

2. 面积-长度法　将二维超声心动图心尖四腔心切面或心尖两腔心切面检测到左心室舒

张末期或收缩末期的长径和面积实测值代入以下公式即可求出左心室的 EDV 和 ESV。

面积-长度法计算公式：$V=\frac{8A^2}{3\pi L}=0.85A^2/L$

L 为长径，A^2 为面积。

3. Simpson's 法　其基本原理是设一个大的容积等于一系列相似较小容积的总和。因此，把左心室沿长轴均分成若干个连续的圆柱体，左心室容量就等于各圆柱体体积的总和。因为圆柱体的容量（V） = 圆柱体的面积（A） ×圆柱体的高（H）；则：左室容量（V）等于一系列圆柱体容积的总和。即：$V=(A1+A2+A3...)\times H$。其中圆柱体的面积可用圆的面积公式由左心室短轴直径求出。圆柱体的高可以通过左心室长轴径均匀分隔得到。实际上根据左心室沿长轴均匀分隔为若干个圆柱体的数目不同以及采用单平面或双平面检测左心室短轴径的不同。存在着多种 Simpson's 计算公式。

$$\text{单平面 Simpson's 计算公式}: V=\frac{\pi}{4}\sum_{i=1}^{20}\times \mathrm{d}i^2\times h$$

（二）短轴缩短率（$\Delta D\%$）

短轴缩短率是左心室舒张末期直径（LVIDd）与左心室收缩末期直径（LVIDs）的差值除以左心室舒张末期直径：

即：$\Delta D\%=\frac{\mathrm{LVIDd}-\mathrm{LVIDs}}{\mathrm{LVIDd}}\times 100\%$

（三）室壁收缩期增厚率（$\Delta T\%$）

室壁收缩期增厚率是心室壁收缩末期厚度（WTs）与舒张末期厚度（WTd）的差值除以 WTd：

即：$\Delta T\%=\frac{\mathrm{WTs}-\mathrm{WTd}}{\mathrm{WTd}}\times 100\%$心室容积

二、左心室舒张功能

虽然现在有许多超声技术指标可用于心脏舒张功能的评估，但是目前在超声心动图评估舒张功能方面，尚无一种像射血分数那样能对心脏收缩功能独立作出有较高敏感性和特异性诊断的技术指标。目前的状况是综合采用多种超声技术参数，包括二尖瓣血流频谱、肺静脉血流频谱、组织多普勒以及二维超声心动图的一些相关改变，进行综合分析对舒张功能作出评估。同时还需注意密切结合相关病理生理基础和临床表现排除各种可能的影响因素才能作出客观的诊断。现在一般把舒张功能由轻到重分为四级，以下将分别叙述正常舒张功能和不同级别舒张功能减退的超声心动图表现：

（一）正常舒张功能

左心室松弛性和顺应性正常，左心室充盈压正常并具备一定的储备能力。舒张早期快速充盈超过舒张期全部充盈量的一半，可达到总充盈量 70%左右。舒张末期左心房收缩完成剩余 30%左右的充盈量。上述正常充盈状态产生了相应二尖瓣、肺静脉和组织多普勒的频谱形态、充盈时间和速度。具体参考指标如下：

1. 二尖瓣血流频谱　等容舒张时间（IVRT）=60～90 ms；E 峰减速时间（DT）=160～240 ms；E 峰与 A 峰比值（E/A）：0.75～1.5。

2. 肺静脉血流频谱 收缩期 S 波与舒张期 D 波的峰值流速时间比值（S/D）≥1；心房收缩期逆行的 A 波峰值流速（Ar）＜35 cm/s；二尖瓣血流频谱 A 波宽度与肺静脉血流频谱逆行 A 波宽度的比值（ARdur/Adur）＜10。

3. 组织多普勒频谱 二尖瓣环水平不同室壁舒张期长轴方向的 E′峰速度与 A′峰速度比值（Ea/Aa）均＞1。二尖瓣血流频谱 E 峰速度与组织多普勒 E′峰速度比值（E/Ea）＜8。

4. 二维超声心动图 各房室腔大小、室壁厚度、瓣膜功能无异常。其中尤为重要的是左心房（LA）的大小，正常 LA 前后径参考值：男性＜40 mm；女性＜37 mm。

（二）左心室舒张功能轻度减低（即左心室松弛性减低，舒张功能Ⅰ级）

当病变仅造成心肌主动松弛功能减低，而左心室充盈压尚正常时，表现为舒张早期左心室舒张速率减慢和充盈量减少，舒张晚期左房收缩代偿性加强充盈量增加。相关超声指标参数表现如下：

1. 二尖瓣血流频谱：IVRT＞90 ms；DT＞240 ms；E/A＜0.75。
2. 肺静脉血流频谱：S/D＞1；Ar＜35 cm/s；ARdur/Adur＜1。
3. 组织多普勒频谱：Ea/Aa ≤ 1；E/Ea＜10。
4. 二维超声心动图：LA 大小正常。

（三）左心室舒张功能中度减退（即松弛性减低＋顺应性减低，又称舒张功能Ⅱ级）

在松弛功能异常的同时，左心室顺应性出现异常，左心室舒张末期压力增高，并进而导致左心房压力轻度增高。上述左心室充盈压力的变化使舒张早期房室之间的压力阶差较舒张晚期的压力阶差大。虽然舒张功能状态较前进一步下降，但在二尖瓣血流频谱上舒张早期的充盈速率趋于正常，故此期又称为“假性正常化或伪性正常”。必须依靠其他超声技术参数予以鉴别诊断，相关超声指标参数表现如下：

1. 二尖瓣血流频谱：IVRT＝60～90 ms；DT＝160～240 ms；E/A＝0.75～1.5。
2. 肺静脉血流频谱：S/D ≤1；Ar ≥35 cm/s；ARdur/Adur＞1。
3. 组织多普勒频谱：Ea/Aa ＜ 1；E/Ea ≥10。
4. 二维超声心动图：LA≥正常。同时可能存在左室壁增厚表现。

（四）左心室舒张功能中度减低（即顺应性明显减低，舒张功能Ⅲ或Ⅳ级）

由于顺应性明显减低，特别是左室舒张末期压力明显增高，导致左室充盈压力显著增大。虽然左房压力明显增高，但左房与左室之间仅在舒张早期存在一定的压力阶差，且在舒张早期就迅速达到平衡而使充盈终止。由于左心室充盈受到限制，此型舒张功能减退又称为限制性充盈异常。相关超声指标参数表现如下：

1. 二尖瓣血流频谱：IVRT＜60 ms；DT＜140 ms；E/A≥1.5。
2. 肺静脉血流频谱：S/D＜1；Ar＞35 cm/s；ARdur/Adur＞1。
3. 组织多普勒频谱：Ea/Aa ＜ 1；E/Ea＞10。
4. 二维超声心动图：LA 增大。同时可能存在收缩功能异常的表现。

如果对限制性充盈异常患者采用减低心脏前后负荷的治疗措施，例如采用硝酸甘油、硝普钠，吸憋气试验等能使上述超声表现或临床状况好转，向舒张功能Ⅱ级甚至Ⅰ级方向逆转，称其为可逆性限制性充盈异常。反之，称为不可逆性限制性充盈异常，即舒张功能Ⅳ级，往往预后不良。

所有上述超声表现的基本改变总结归纳在舒张功能的超声分级表中（图 3－10）

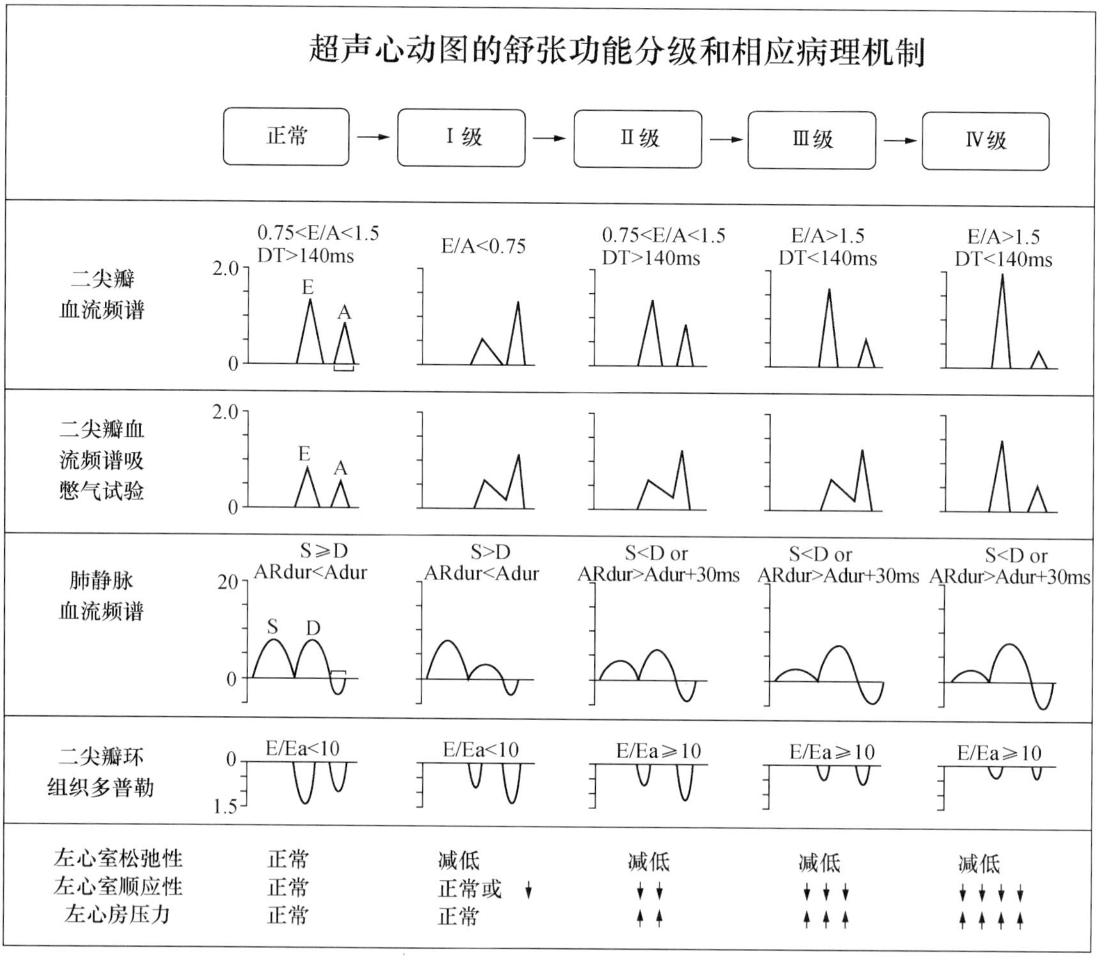

图 3－10 舒张功能超声表现小结

三、肺动脉压力

多种疾病可以导致肺动脉压力增高，利用不同病变相关的超声心动图改变，可以对肺动脉压力进行定性和定量评估。当肺动脉收缩压（PASP）＞30 mmHg，肺动脉舒张压（PADP）＞15 mmHg，或肺动脉平均压（PAMP）＞20 mmHg 即可诊断为肺动脉压力升高。当 PASP 为 30～50 mmHg 时属于轻度升高，当 PASP 为 50～80 mmHg 时属于中度增高，当 PASP 为＞80 mmHg 时属于重度升高。现将常用评估肺动脉压力的几种超声技术方法介绍如下：

1. 三尖瓣反流压差法　当患者存在三尖瓣反流时，采用连续多普勒检测收缩期三尖瓣反流最大血流速度，并得到最大反流压差（TRPG，一般超声仪器都可自动换算出该值，也可自己利用简化伯努利方程 $\Delta P=4V^2$ 计算得到）。TRPG 实际上等于右心室收缩压（RVP）与右房压（RAP）的差值，即 TRPG＝RVP－RAP。当不合并右心室流出道或肺动脉瓣狭窄时，RVP＝PASP。即测量得到 TRPG 后，根据 RVP＝TRPG＋RAP 就得到了 PASP。

2. 先天性心脏病分流压差法　当患者存在室间隔缺损或动脉导管未闭时，采用连续多普勒检测收缩期过室间隔缺损或未闭动脉导管的最大分流速度，并得到最大分流压差（ΔP）。用体动脉收缩压（BPsys）减去收缩期最大分流压差，即可得到 PASP。因为，此时的 ΔP 实际上等于左心室收缩压（LVP）与 RVP 或 PASP 的差值，即 ΔP＝LVP－RVP 或 PASP。而没有主动脉瓣或左室流出道狭窄时 LVP＝BPsys。同理，在室间隔缺损患者当除外肺动脉瓣或右心室流出道狭窄时，其 RVP 也等于 PASP。

3. 肺动脉瓣血流频谱估测法　采用脉冲式多普勒超声记录收缩期肺动脉瓣口血流频谱，通过检测肺动脉瓣血流频谱的上升支加速时间（ACT）可以对 PASP 作出半定量评估。正常人的 ACT＞110 ms。当 ACT＝80～100 ms 时，PAMP＝20～39 mmHg，相当于 PASP 轻到中度升高；当 ACT＝50～80 ms 时，肺动脉平均压≥40 mmHg，相当于 PASP 中到重度升高。实验显示 ACT 与心导管计算的平均肺动脉压相关系数为 r＝0.86。

（李　越　吴雅峰）

第四章　先天性心脏病超声诊断

第一节　房间隔缺损

房间隔缺损分为原发孔型和继发孔型。

一、继发孔型房间隔缺损

（一）病理生理

继发孔型房间隔缺损最多见，根据缺损部位不同分为四型：中心型、下腔型、上腔型、混合型。血流动力学改变：由于左心房压力高于右心房，当房间隔缺损时，出现血液从左心房分流至右心房致右心血容量增多。心房水平长期左向右分流，反复通过肺循环，使左心房、右心房、右心室容量负荷增加，引起右心房和右心室扩大。分流量的多少，取决于缺损面积的大小和两侧心房之间的压力差。

（二）超声心动图诊断

1．二维、M 型超声心动图

（1）房间隔回声中断　胸骨左缘四腔心切面、主动脉短轴及剑突下切面显示房间隔中部或顶部回声中断，断端多有回声增强，为房间隔缺损的直接征象（图 4－1）。

（2）右心扩大　各切面显示右心房、右心室内径增大，右室流出道亦增宽。左心室内径相对减小，左心房可增大。

（3）心室壁运动　由于右心容量负荷增加，使室间隔运动幅度减低，甚至与左室后壁呈同向运动，而右心室壁运动增强。

2．多普勒超声心动图

彩色多普勒血流频谱显示房间隔回声缺失处，以舒张期为主的由左心房向右心房分流的血流信号。将脉冲式多普勒取样容积置于房间隔缺损处，可检测到以舒张期为主的全心动周期的分流血流频谱。

二、原发孔型房间隔缺损

（一）病理生理

原发孔型房间隔缺损少见，又称心内膜垫缺损，分为部分型和完全型。本章仅介绍部分型。血流动力学改变：由于左心房压力高于右心房，原发孔房间隔缺损时，血液从左心房分流至右心房。分流量的多少，取决于缺损面积的大小和两侧心房之间的压力差。由于原发孔型房间隔缺损常同时伴有二尖瓣前叶裂，可出现二尖瓣反流。心房水平长期左向右分流，和二尖瓣反流使左心房、右心房、右心室容量负荷增加，引起右心和左心房扩大。

（二）超声心动图诊断

1．二维、M 型超声心动图

（1）房间隔回声中断　四腔心切面示十字交叉低位房间隔回声缺失（图 4－2）。二尖瓣前叶与三尖瓣隔叶位于同一水平，附着于室间隔顶部。左室短轴二尖瓣水平示二尖瓣前叶裂，即前叶分为两叶，活动呈“剪刀征”。

（2）心脏扩大 各切面显示右心房、右心室内径增大，左心房亦可增大，右室流出道亦增宽。

（3）心室壁运动 由于右心容量负荷增加，室间隔与左室后壁呈同向运动，运动幅度减低，右心室壁运动增强。

2. 多普勒超声心动图 彩色多普勒血流频谱显示低位房间隔回声缺失处，以舒张期为主的由左心房向右心房分流的血流信号。脉冲式多普勒取样容积置于房间隔缺损处，可检测到以舒张期为主的全心动周期的分流血流频谱。二尖瓣示收缩期反流血流信号。

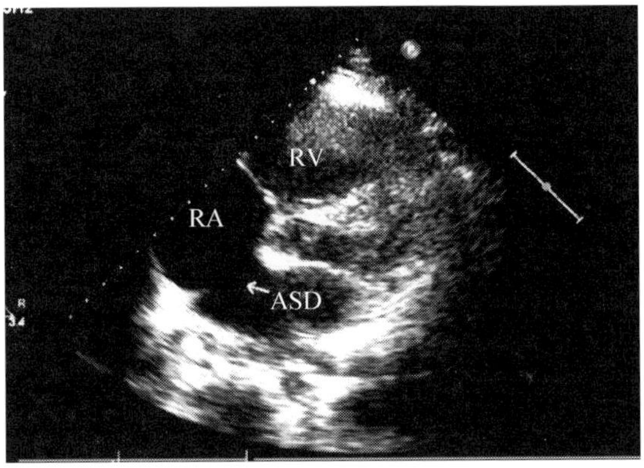

图 4－1 胸骨左缘四腔心切面示房间隔中部回声中断

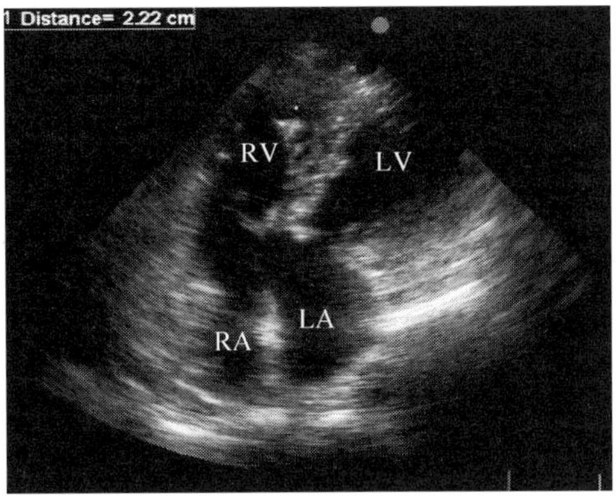

图 4－2 心尖四腔心切面示房间隔低位回声缺失

第二节 室间隔缺损

一、病理生理

室间隔缺损是最常见的先天性心脏病之一。

（一）室间隔缺损解剖分型

1. 膜周部室间隔缺损 位于室间隔膜部或附近，又分为：（1）单纯膜部型；（2）嵴下型；（3）隔瓣后型。

2. 漏斗部室间隔缺损 位于圆锥间隔之上的漏斗部。又分为：（1）嵴内型；（2）干下型。

3. 肌部室间隔缺损 多位于室间隔心尖部和调节束后方的心肌组织内，位置较低。

（二）血流动力学改变

室间隔缺损血液由压力高的左心室向右心室分流。分流量的多少与缺损大小和患者年龄有关。由于心室水平左向右分流使肺循环血流量增多，肺静脉回心血量增多，左心出现容量负荷加重，左心扩大，长期肺血增多，可使肺动脉压增高。

二、超声心动图诊断

（一）室间隔缺损特征

1．二维超声心动图显示室间隔在相应部位回声中断。缺损断端回声增强，粗糙。

2．室间隔缺损部位确定　单纯膜部型缺损多在四腔心切面显示室间隔上部回声缺失（图 4－3）；嵴下型缺损在心尖五腔心切面和左室长轴切面显示室间隔于主动脉瓣下回声缺失；隔瓣后型在胸骨左缘四腔心切面显示三尖瓣下室间隔回声缺失。漏斗部室间隔缺损主要在大动脉短轴切面，干下型位于肺动脉瓣下；肌部室间隔缺损多位于室间隔心尖部和调节束后方的心肌组织内，位置较低，在心尖四腔心和五腔心切面显示（图 4－4）。

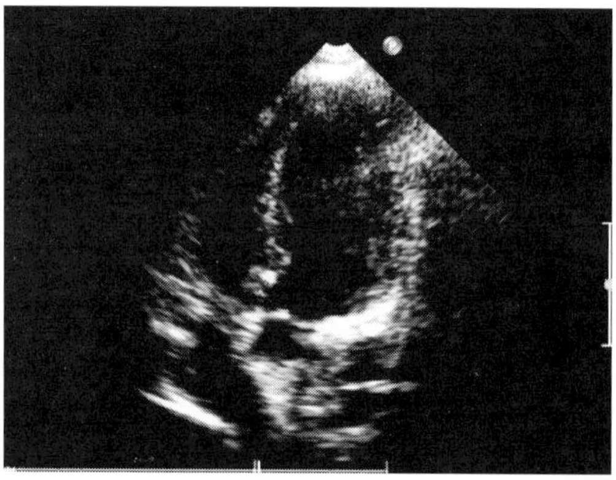

图 4－3　心尖五腔心切面示室间隔膜部回声缺失

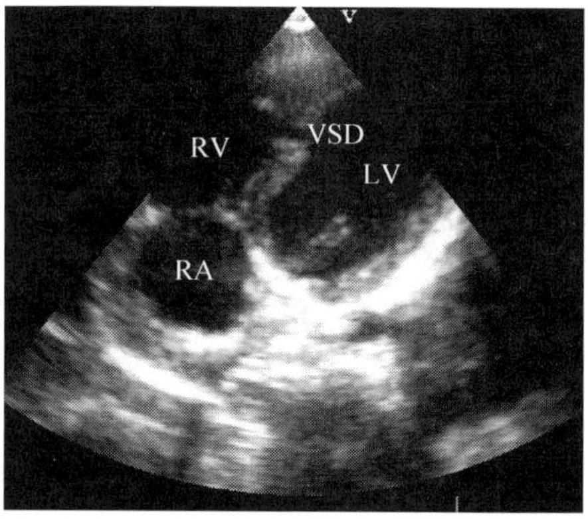

图 4－4　四腔心切面示室间隔肌部回声缺失

3．继发改变　左心容量负荷增加，显示左心室和左心房扩大，室壁运动幅度增强。右室流出道增宽。肺动脉高压明显时，肺动脉内径增宽。

（二）多普勒超声心动图

彩色多普勒血流显像在室间隔缺损部位显示收缩期左向右过隔血流信号；频谱多普勒超声于缺损右室侧检测到收缩期室间隔分流血流频谱（图 4－5）。根据分流频谱可测量分流血流速度和计算跨隔压差。根据跨隔压差可估测右心室收缩压，左向右分流速度越低表明右心室压力越高。

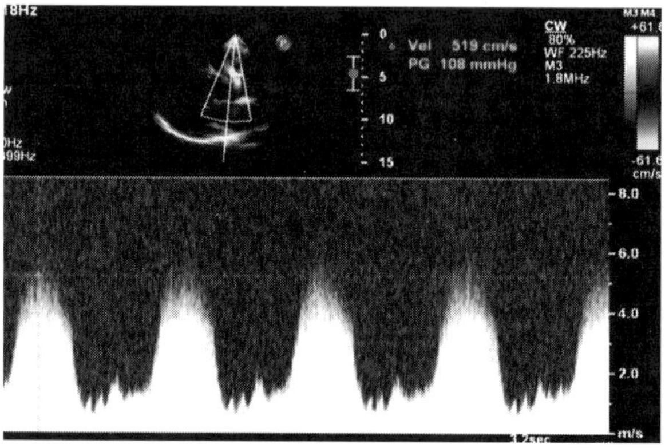

图 4－5　频谱多普勒检测室水平收缩期左向右分流频谱

第三节　法洛四联症

一、病理生理

法洛四联症包括室间隔缺损、主动脉骑跨、肺动脉狭窄和右心室肥厚四种病理改变的先天性发育畸形，亦属圆锥动脉干的先天性心脏畸形。由于肺动脉狭窄和主动脉骑跨，右室压力增高，左心室血液及大部分右心室血液进入主动脉，而使入肺动脉血流量明显减少，患者表现肺血少，氧分压降低，临床出现发绀体征。右心室压力的增高，导致右心室壁肥厚。肺动脉狭窄形态学改变可分为肺动脉瓣狭窄，肺动脉整体发育明显缩窄或肺动脉瓣下狭窄。

二、超声心动图特点

（一）二维超声心动图

1. 心尖四腔心切面显示　右心增大，室间隔上部出现回声中断。右心室壁肥厚。

2. 心尖五腔心切面显示　主动脉骑跨于室间隔之上，主动脉内径明显扩大（图 4-6）。

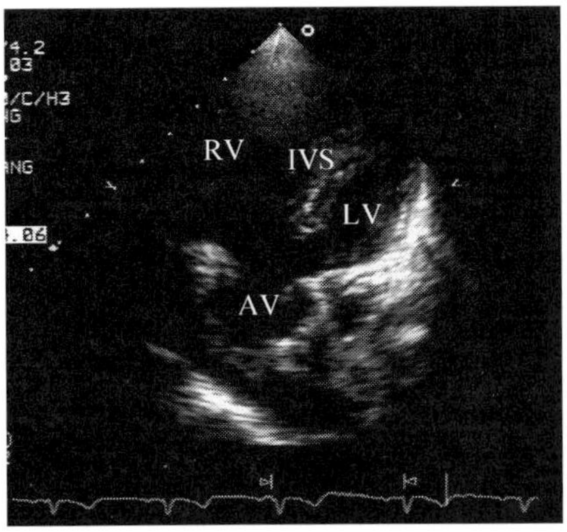

图 4-6　心尖五腔心切面示 F4 主动脉骑跨

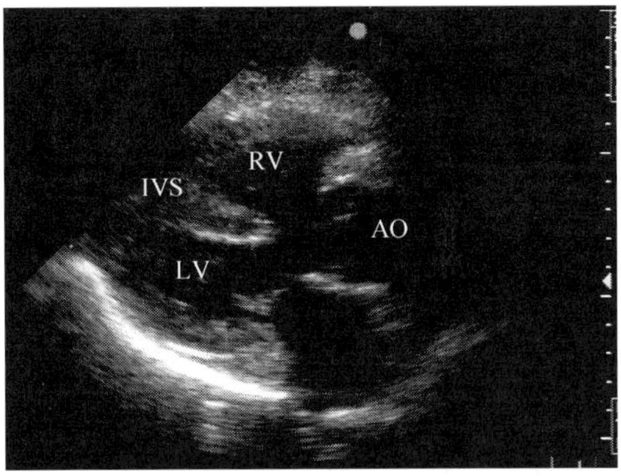

图 4-7　法洛四联症左室长轴示主动脉骑跨

3. 左室长轴切面显示　主动脉骑跨于室间隔之上，室间隔与主动脉前壁回声中断，右室壁和室间隔增厚（图 4-7）。

4. 肺动脉发育不全　大动脉短轴表现肺动脉狭窄。其形态学改变呈不同表现：肺动脉瓣狭窄、肺动脉整体发育明显缩窄、肺动脉瓣下狭窄或以上混合性狭窄（图 4-8）。

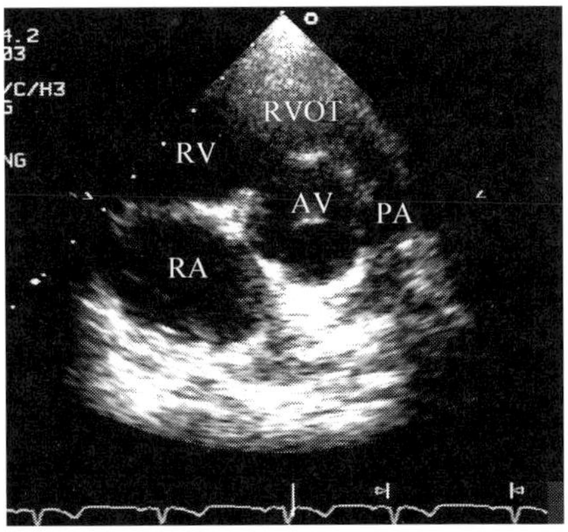

图 4-8　法洛四联症示肺动脉狭窄

（三）脉冲式多普勒超声

多普勒取样容积于肺动脉内记录到高速收缩期血流频谱。

第四节　肺动脉瓣狭窄

一、病理生理

肺动脉瓣狭窄指不伴室间隔缺损的单纯狭窄。肺动脉瓣发育异常，可表现为瓣叶数目异常，如二叶瓣、单瓣等。瓣叶可发育小、增厚、交界粘连等。肺动脉瓣狭窄使右心室射血受阻，右心压力增高，右心阻力负荷增加，导致右心室继发肥厚。

二、超声心动图特点

（一）二维超声心动图

大动脉短轴切面显示肺动脉瓣回声增强、增厚。瓣叶粘连，开放活动受限（图 4－9）。肺动脉根部发育狭窄或正常。肺动脉主干出现狭窄后扩张。如伴发育不良时，主干或分支内径均狭窄。

（二）频谱多普勒超声心动图

用连续式多普勒超声检测肺动脉血流，可记录到收缩期高速血流频谱（图 4－10）。血流速度＞200 cm/s。最大跨瓣压差＞40 mmHg 为轻度狭窄，40～80 mmHg 为中度狭窄，＞80 mmHg 为重度狭窄。

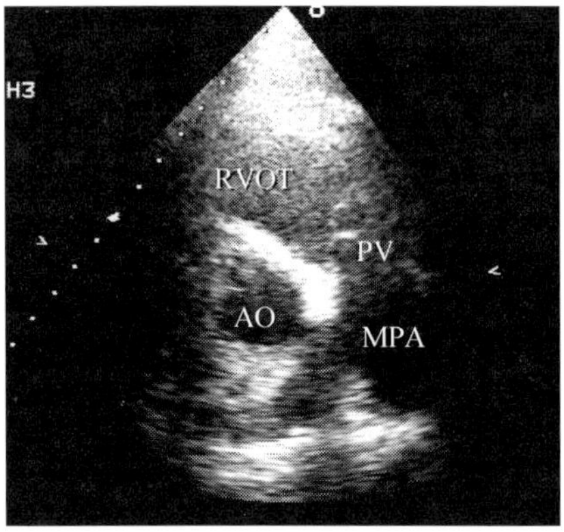

图 4－9　肺动脉瓣狭窄示肺动脉根部狭窄，肺动脉瓣增厚

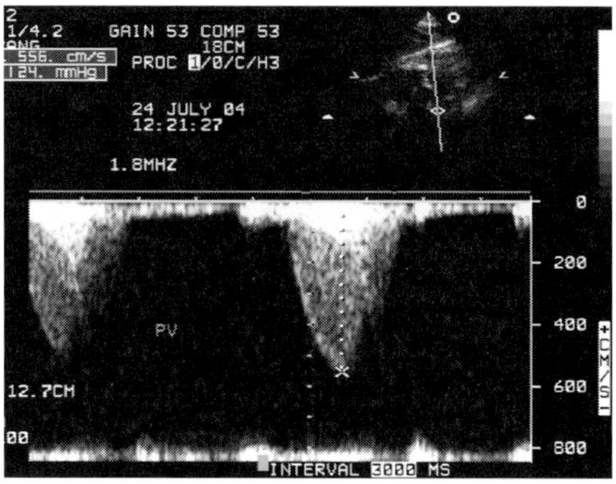

图 4－10　肺动脉瓣狭窄，连续多普勒超声检测收缩期肺动脉瓣高速血流频谱

第五节　动脉导管未闭

一、病理生理

动脉导管未闭指胎儿期肺动脉与主动脉之间正常连接的动脉导管，在出生后没有自然闭合，肺动脉与主动脉之间仍保持血管相通，形成大动脉水平的异常分流性病变。根据其形态分为五型：①管型；②漏斗型；③窗型；④瘤型；⑤哑铃型。

血流动力学改变与动脉导管的粗细、大小相关。动脉导管未闭时血液由高压的主动脉向肺动脉分流。造成肺循环血流量的增多，导致一方面左心回心血量增加，左心房和左心室因容量负荷增加而扩大，另一方面肺动脉压力增高，右心室因阻力负荷增加而出现右心室肥厚。

二、超声心动图诊断

（一）二维和 M 型超声心动图

大动脉短轴切面显示主肺动脉分支前与降主动脉之间血管交通（图 4－11）。主动脉弓长轴切面，向左前倾斜可显示动脉导管的纵断面，此切面可直接显示动脉导管的主动脉端直径和肺动脉端直径，并显示动脉导管的长度（图 4－12）。大动脉短轴切面显示肺动脉增宽。

继发改变：由于左心容量负荷增加，均显示左心房、室内径增大，室壁运动幅度增强。二尖瓣开放活动增大。左心室壁和右心室壁可增厚。

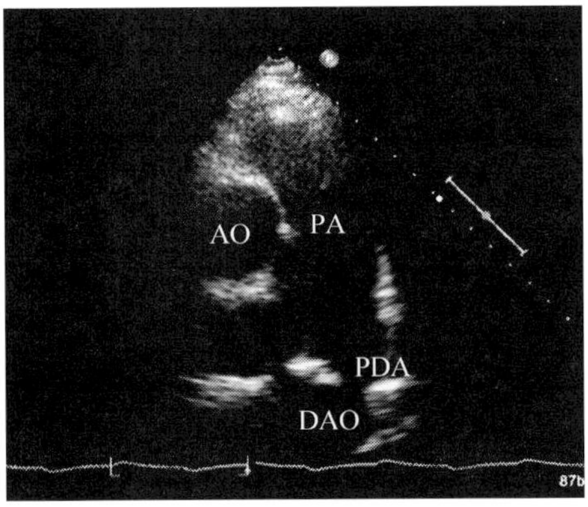

图 4－11　动脉导管未闭　图示肺动脉与降主动脉间血管交通

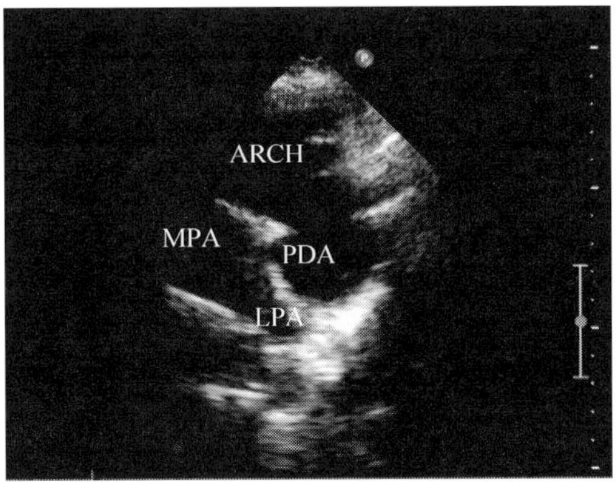

图 4－12　主动脉弓切面示未闭动脉导管

（二）多普勒超声心动图

彩色多普勒血流显像于肺动脉内显示由降主动脉至肺动脉的双期连续左向右分流血流信号。频谱多普勒超声：将连续多普勒超声置于肺动脉内检测到双期连续分流血流频谱，频谱形态呈锯齿状，收缩末期峰值最高，舒张末期峰值最低（图 4－13）。

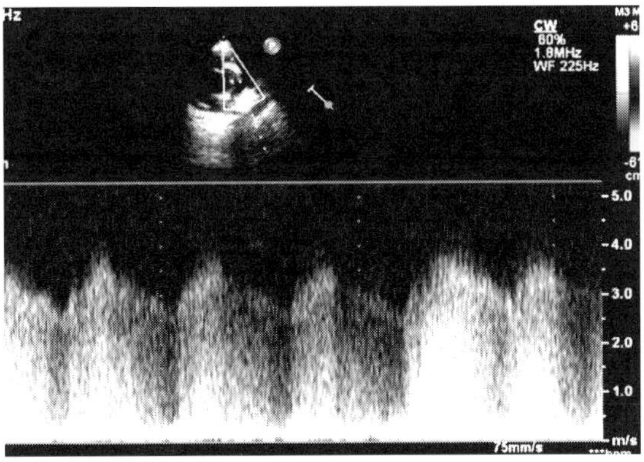

图 4－13　动脉导管未闭　频谱多普勒测双期连续分流频谱

（吴雅峰）

第五章　后天获得性心脏病超声诊断

第一节　风湿性二尖瓣狭窄

一、风湿性心脏病

由风湿性心脏炎累及心脏瓣膜引起瓣叶、腱索、乳头肌、瓣环等形态结构异常和功能障碍，称风湿性心脏病（风心病）。

二、病理生理改变

风心病累及二尖瓣最多见。表现瓣膜增厚，交界处粘连、融合。瓣叶活动度减低，瓣口似鱼嘴状。瓣叶边缘明显纤维化、钙化。加重时波及瓣环，牵拉瓣叶的腱索增粗、缩短、互相粘连。二尖瓣出现狭窄。根据二尖瓣口面积确定狭窄程度：瓣口面积 1.5～2 cm^2，为轻度狭窄；瓣口面积 1～1.5 cm^2，为中度狭窄；<1 cm^2 重度狭窄。二尖瓣狭窄导致左心房扩大，左房、室之间压差增大，肺静脉淤血，最终导致肺动脉压升高，加重右心负荷，出现右心扩大。

三、超声心动图

1. 二尖瓣改变　M 型超声心动图出现二尖瓣“城墙样”活动曲线（图 5－1）。二维超声心动图心尖四腔切面、左室长轴切面显示二尖瓣回声增厚、增强，交界粘连，瓣叶活动度减低，甚至同向运动（图 5－2）。瓣下腱索、乳头肌可增粗、粘连。左室短轴二尖瓣水平显示二尖瓣瓣口面积减小、交界粘连。

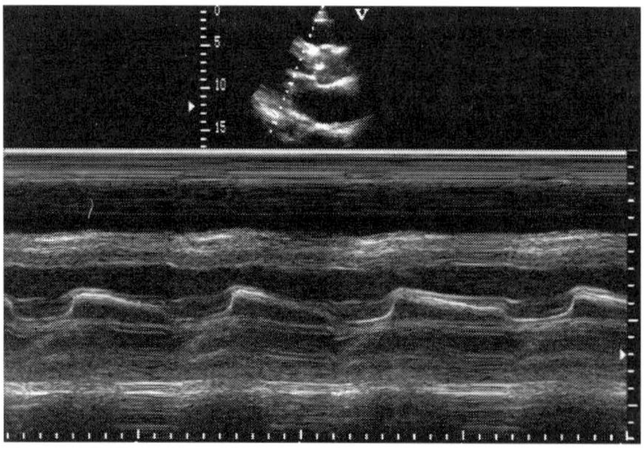

图 5－1　二尖瓣狭窄　M 型超声心动图示二尖瓣曲线

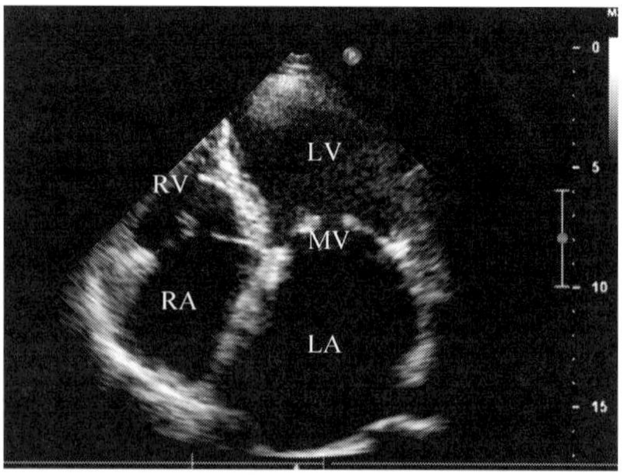

图 5－2　二尖瓣狭窄心尖四腔切面示左心房扩大，二尖瓣瓣尖增厚

2. 心脏大小改变　左心房、右心室扩大，左心室内径相对减小。肺动脉增宽。

3. 频谱多普勒超声　检测二尖瓣口舒张期跨瓣血流速度明显增快（>150 cm/s）（图 5－3），跨瓣压差增大（平均跨瓣压差>5 mmHg）。彩色多普勒超声显像示舒张期二尖瓣高速血流信号。如合并反流，可见收缩期二尖瓣或三尖瓣心房侧反流血流信号。应用连续多普勒超声可检测三尖瓣反流频谱，估测肺动脉收缩压。

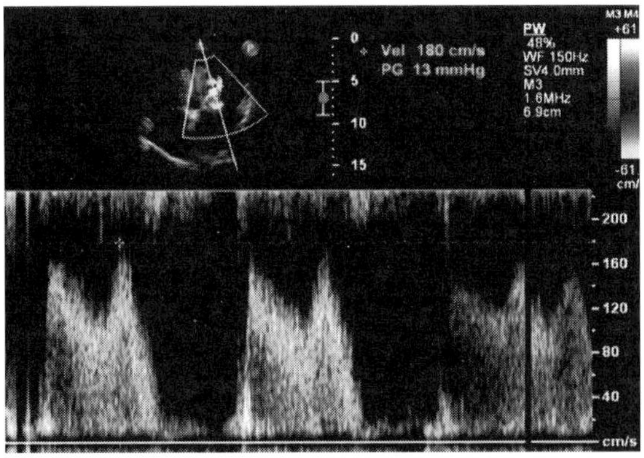

图 5－3　频谱多普勒测二尖瓣血流速度明显增快

第二节　心　肌　病

一、扩张型心肌病

（一）病理生理

扩张型心肌病曾称为充血型心肌病，指以心室扩张、收缩功能异常和充血性心力衰竭为特征的心肌病。分为特发型和特异型。特异型心肌病多有明确病因如酒精性心肌病、产后心肌病等，特发型心肌病大多数无明确病因，过去称为原发性扩张型心肌病。病因多与病毒感染、自身免疫反应、遗传、药物中毒和代谢异常等有关。

病理解剖改变表现心腔扩大，心肌收缩力降低和心排血量减，可出现各种并发症。心脏体积增大，心脏外形呈球形增大多以左室为著，亦有少数以右心室扩大为主。心肌广泛弥漫性损害，心肌变性、萎缩、纤维化。心室壁多较正常变薄或轻度肥厚。心腔扩张引起房室瓣环扩大，乳头肌位置改变，造成房室瓣和/或半月瓣关闭不全。

（二）超声心动图

1. 心室扩大　二维和 M 型超声心动图检测，显示心室明显扩大，以左室扩大为著者，呈球状（图 5－4）。以右心室扩大为主的心肌病，表现右心室明显扩大。亦可左右心室均扩大。心室壁厚度多正常，相对扩大的心室较薄，少数也有不均性轻度增厚。

2. 室壁运动普遍减低　室壁运动呈弥漫性减弱，减弱的程度可不一致，室壁收缩期增厚率减小。

3. 房室瓣开放减小　二尖瓣、三尖瓣开放活动减小（EE′幅度<25 mm），呈“钻石样”改变，前后瓣叶仍为反向活动。左室流出道增宽，二尖瓣前叶开放时至室间隔距离增大（EPSS>8 mm）（图 5－5）。

4. 心功能减低指标　左室舒张末期内径、收缩末期内径，左室舒张末期容积指数、收缩末期容积指数增大，左室射血分数减低，肺动脉压增高。

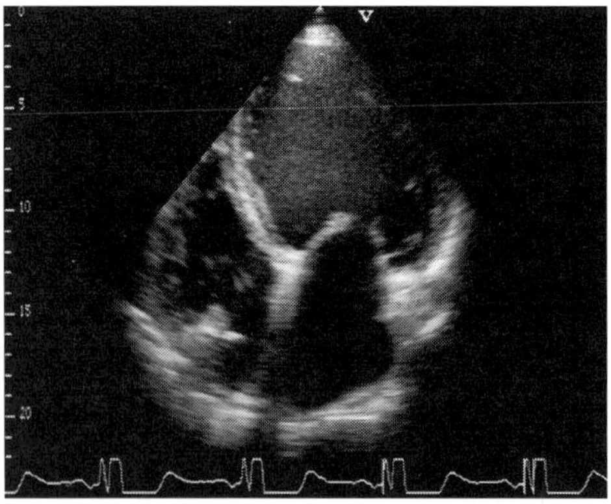

图 5－4　扩张型心肌病，四腔切面示左心室明显扩大

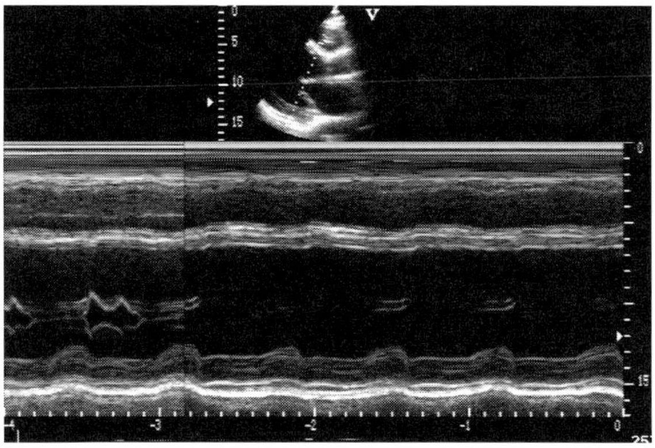

图 5－5　扩张型心肌病 M 型超声示左心室扩大，二尖瓣开放减小

二、肥厚型心肌病

（一）病理生理

肥厚型心肌病指以心室壁异常肥厚为特征的心肌病，病因多数未明确，可能是以常染色体显性遗传为主的一种原发性心肌病。发病无明显性别差异。

异常肥厚的心肌可发生于心室壁的任何部位，多数累及室间隔，肥厚部位可呈局部孤立性、不均匀性，或整个室壁肥厚。少数可局限于心尖部、左室后壁、左室游离壁或右心室。多数室间隔肥厚显著，与左室后壁不对称。心肌肥厚使心肌重量增加，全心明显扩大，但心室腔不增大，甚至缩小。左室流出道被累及出现狭窄，则称梗阻性肥厚型心肌病。心肌肥厚和排列紊乱，主要表现舒张功能受损，顺应性减低。左室收缩功能常表现正常。二尖瓣常受累出现关闭不全。

（二）超声心动图诊断

1. 心室肥厚

超声各切面显示室间隔肥厚，形态多呈梭形（图 5－6），此种形态对左室流出道不构成阻碍。如室间隔基底部明显肥厚而凸向左室流出道，则造成左室流出道狭窄。

除室间隔肥厚外，左室后壁、游离壁、心尖部等任何部位均可肥厚。肥厚多呈不对称，少数可呈对称性。心尖肥厚型心肌病，仅于心尖部肥厚。

2. 心肌回声　心肌回声紊乱、粗糙，呈强弱不均的点片状，失去正常心肌均匀的低回声特点。心肌回声增强。

3. 心腔改变　心室腔内径较正常减小，心房扩大。

4. 室壁运动　室间隔运动幅度减低，收缩期增厚率减小甚至消失。而左室后壁运动幅度正常，且可增强。

5. 二尖瓣运动　M 型超声心动图示二尖瓣收缩期关闭线前向运动，即“SAM”征（图 5－7）。

6. 多普勒超声　连续式多普勒超声取样线置于左室流出道，可检测到收缩期高速血流频谱，频谱峰值后移，表明左室流出道狭窄。

7. 心功能改变　左心室射血分数多正常。舒张功能受损表现，以松弛性减低和顺应性减低为主。病程晚期可出现限制性舒张功能障碍。

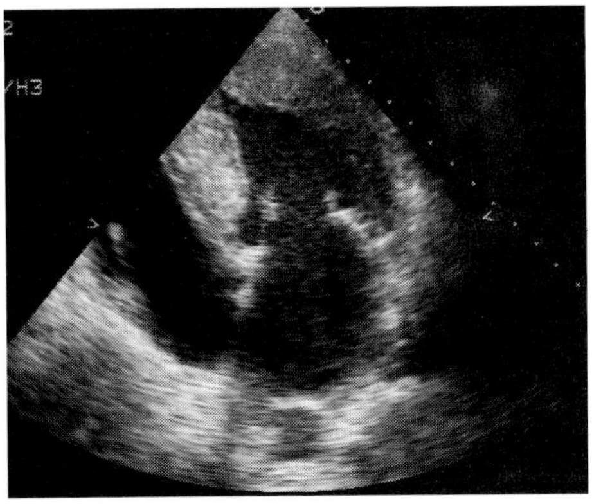

图 5-6　肥厚型心肌病示左室心肌明显肥厚

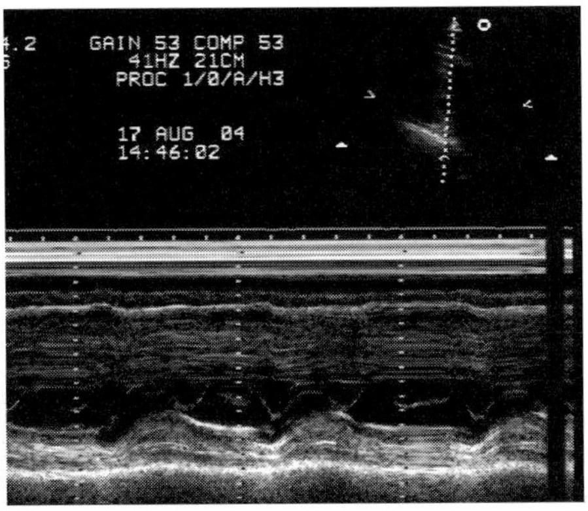

图 5-7　肥厚型心肌病 M 型超声心动图示二尖瓣曲线 SAM 征 M 型

第三节　心 包 积 液

一、病理生理

心包积液可因多种感染引起。常见有病毒性心包炎、结核性心包炎、细菌性（化脓性）心包炎、及真菌性心包炎。

二、超声心动图

1. 确定心包腔内是否有积液及积液范围　超声显示心包腔内出现液性无回声区（图 5-8）。液性无回声区分布根据液体量或是否有粘连包裹而不同。

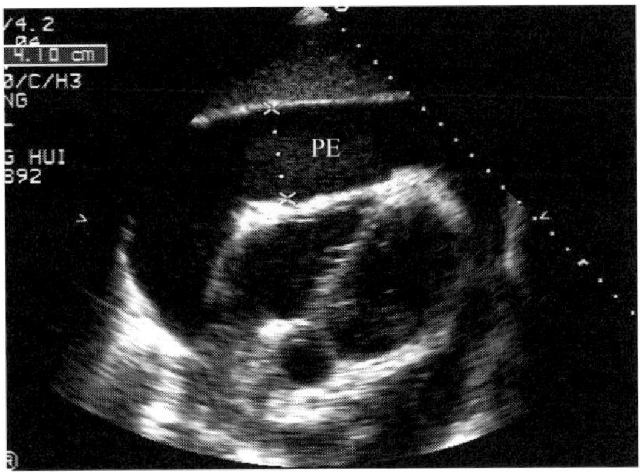

图 5-8　心包积液　剑突下切面示心包腔内大量液性无回声区

2. 心包腔内液体数量　心包积液的数量分为大量、中量和少量。大量心包积液，在二维超声图像上显示整个心脏被心包腔内液性无回声区所包绕，心脏似为孤岛，呈现摆动征。心室壁运动呈现同步化。根据无回声区分布的部位、宽度可半定量积液量：少量（<100 ml），后方心包腔液性无回声区直径<10 mm，中量（100～500 ml），无回声区分布于左心室后壁、侧壁、心尖或右心室前壁、后壁直径<10 mm，大量（>500 ml），心包腔被液性无回声区包绕，直径>10 mm。

3. 心包腔内液体性质　感染性心包炎在心包液性无回声区中，多可见纤维沉着，使心包脏层表面显示绒毛状或条带状回声。化脓性心包积液，则在心包液性无回声区中，出现浑浊的片状回声，且积液回声失去清亮的特点。包裹性心包积液表现液性无回声区局限某一部位，液性无回声区内可见分隔样改变。

4. 动态观察：超声心动图是动态观察心包积液最简便的方法。并用于指导临床穿刺治疗，心包积液的随访，确定心包有无增厚、钙化及纤维化。

第四节　心脏肿瘤

一、心脏肿瘤

1. 分为原发性和继发性，原发性肿瘤较少见，多数是良性，极少数为恶性。继发性肿瘤比较多见，发生于身体各部位的肿瘤都有向心脏转移的可能性，往往是其他脏器恶性肿瘤的转移灶的一部分，单独转移到心脏者极为罕见。

心脏肿瘤属占位性病变，对血流动力学和心脏功能的影响取决于肿瘤发生的部位、大小、种类和性质等。

2. 超声心动图

(1) 肿物回声　二维超声心动图显示心腔内团块状实质物回声（图 5-9）。黏液瘤是最常见的心脏原发性良性肿瘤，其好发部位多位于左心房。形态根据有无包膜，显示为圆形、椭圆形、分叶状或不规则形。有蒂肿瘤，可见蒂连接于心壁，活动度大。无蒂肿瘤，附着于心壁，基底较宽，活动度小或无活动。肿物多为不均匀实质性回声，如瘤内有出血或坏死，可见不规则液性无回声区。

(2) 肿瘤数量和部位　心内肿瘤以单发多见，但也可多发。既可发生于一个心腔，也可发生于多个心腔。某些肿瘤可发生于瓣膜上，随瓣叶活动，需与赘生物鉴别。

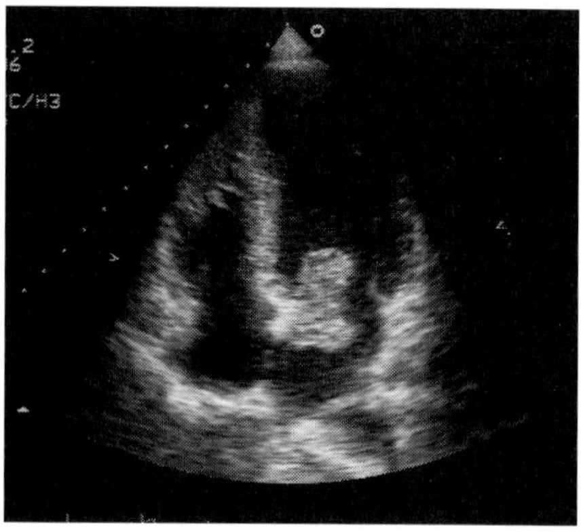

图 5-9　图示左房黏液瘤，舒张期阻塞二尖瓣口

(3) 继发改变　肿物对心脏的影响，视其所在部位和浸润程度。黏液瘤特别是左心房黏液瘤，因在舒张期阻塞二尖瓣口，致使二尖瓣机械性梗阻，因此多出现与二尖瓣狭窄类似的血流动力学改变，出现左心房扩大，肺循环高压征象。如肿瘤位于右室流出道则出现右室流出道狭窄征象。如位于右心房、室，可表现右心房、室扩大。肿物如位于心包腔，多合并心包积液，可压迫心室壁将心腔挤压变形。

(4) 多普勒超声心动图　对瓣膜的影响，可检测到瓣膜口反流的血流信号。如对流出道阻塞，可显示流出道狭窄所致高速血流频谱信号。如阻塞二尖瓣口，可检出流入道的高速血流。

二、心脏血栓

1. 心腔内血栓多发生于心脏瓣膜病、心肌病、人造瓣膜、心肌梗死和房性心律失常等心血管病基础上。

2. 二维超声心动图特征

（1）心腔内显示不规则团块状回声，可呈多层状、中空状、片状等，回声强度及密度不均匀。

（2）二尖瓣狭窄常见左房附壁血栓。血栓可附着于心房顶部、侧壁和左心耳内，即可附着于肺静脉开口处。严重二尖瓣狭窄时，可见左心房内缓慢云雾状自发显影回声，是形成血栓的前兆。

（3）动态观察附壁血栓在形态、大小及回声强度等方面变化较大。特别是经过临床溶栓或抗凝治疗后，变化更显著。这也是与其他心内占位性病变的鉴别要点。

第五节 心肌梗死

冠状动脉因粥样硬化病变而发生狭窄、闭塞，导致供血障碍的心脏病，又称冠状动脉粥样硬化性心脏病。急性心肌梗死是指急性发作、临床上有典型心电图和心肌酶改变的心肌梗死。

一、病理改变

急性心肌梗死时心肌呈大片灶性凝固性坏死，使心肌细胞固定于松弛状态，缺血心肌细胞处于被动伸展状态，许多细胞伴有胞核固缩，心肌间质充血、水肿，伴中性粒细胞浸润。以后坏死心肌纤维逐渐溶解吸收，肉芽组织形成并有新生血管和纤维反应。心肌梗死的大小、范围及严重程度取决于冠状动脉闭塞的部位、程度、速度和侧支循环建立的情况。

二、超声心动图

（一）超声心动图作用

目前是系统研究急性心肌梗死的理想工具。在急性心肌梗死早期可帮助确立急性心肌梗死的诊断，并提供预后信息。评价梗死心肌与未累及心肌的状况、局部和整体功能。检出伴随心肌梗死可能出现的并发症，识别并发症所致高危患者。负荷超声心动图还能提供该患者的远期预后的评价。

（二）心肌梗死超声特点

1. 节段性室壁运动异常　急性透壁心肌梗死二维超声主要表现是节段性心室壁收缩期向心性运动幅度的减低和消失（图 5－10）。梗死灶中心室壁运动消失，环绕其中心的心肌严重缺血则表现心室壁运动的显著减低。根据这一特点，可以判定心肌梗死的部位和相关阻塞冠状动脉血管。

2. 心肌梗死二维超声切面定位

前壁心肌梗死——左心室短轴切面、左心室两腔心切面

前室间隔心肌梗死——左心室长轴切面、左心室短轴切面、左心室三腔心切面、心尖五腔心切面。

后室间隔心肌梗死——左心室短轴切面、心尖四腔心切面

下壁心肌梗死——左心室短轴切面、左心室两腔心切面

后壁心肌梗死——左心室长轴切面、左心室短轴切面、左心室三腔心切面

侧壁心肌梗死——左心室短轴切面、心尖四腔心切面

前壁、前间隔梗死主要是左冠状动脉前降支血管狭窄或闭塞引起；后室间隔和左室下壁

心肌梗死多为右冠状动脉血管狭窄和闭塞引起；左室后壁和侧壁心肌梗死多为左冠状动脉回旋支血管狭窄和闭塞引起。

3. 局部、整体心功能改变　梗死局部心肌功能异常表现为运动减弱、运动消失、矛盾运动，收缩期室壁增厚率减低或消失。整体功能异常表现为左心室射血分数减低，心室容积增大。

4. 心肌梗死主要并发症　心肌梗死主要并发症有室壁瘤（图 5 - 11）、室间隔穿孔、附壁血栓和乳头肌功能不全等。

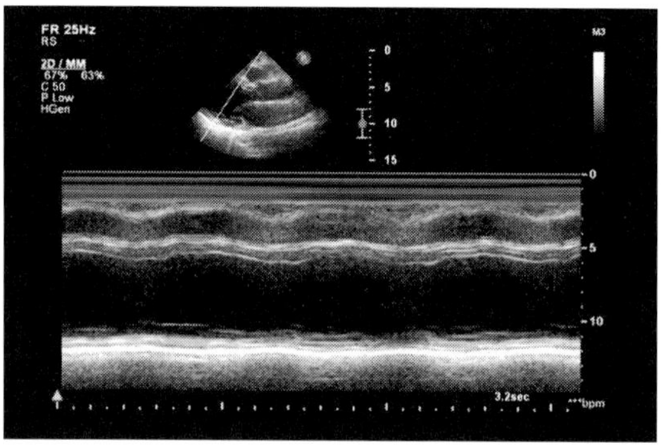

图 5 - 10　心肌梗死 M 型超声示左室后壁运动消失

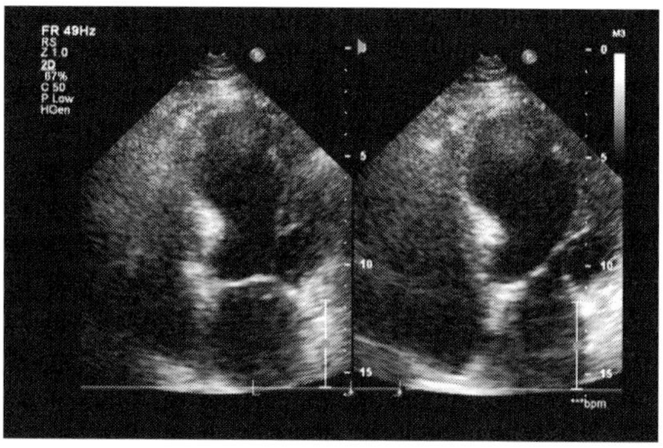

图 5 - 11　四腔心切面示室间隔心尖段瘤样膨出

（吴雅峰）

第六章　胸　膜　腔

第一节　胸膜腔实用解剖

一、胸膜

胸膜是被覆于胸廓里面及肺表面的浆膜，分脏、壁两层。脏层被覆于肺表面，又名肺胸膜（或胸膜脏层），与肺实质紧密连接。被覆于纵隔、横膈和胸壁的胸膜为壁层胸膜。脏、壁两层胸膜间狭窄密闭的腔隙为胸膜腔。

二、胸膜腔及胸膜窦

胸膜腔左右各一，左侧胸膜腔稍低于右侧；儿童则较成人为高。胸膜腔内是负压，仅含少量浆液，有滑润胸膜，减少两层胸膜之间摩擦的作用。正常时，肺胸膜与壁层胸膜大部分接触紧密，仅在壁层胸膜各部的转折有些间隙，肺的边缘不突入其内，这些间隙称为胸膜窦。根据部位不同，胸膜窦分为肋膈窦、肋纵隔窦两种。

1. 肋膈窦　左右各一，位于肋胸膜与膈胸膜之间，是胸膜窦中最大、最低的部位。其下界在锁骨中线处跨过第 7 肋；至腋中线处跨过第 10 肋；然后沿第 12 肋向内横向延伸，达第 12 胸椎的两侧。吸气时，肺下缘也不能完全充填其内。胸膜炎患者的胸膜渗出液首先积存于此窦。

2. 肋纵隔窦　仅存在于左胸膜腔，位于左侧肋胸膜与纵隔胸膜之间，在胸骨左侧 4～5 肋间隙后面、心包的前面。

3. 膈纵隔窦　仅存在于左胸膜腔，位于膈胸膜与纵隔胸膜之间，一般很小，由于心尖向左侧凸出而成。

第二节　胸膜腔超声检查

一、仪器

各种超声仪均可应用，探头可首选线阵或小凸形探头，频率 3.0～10.0 MHz。

二、检查体位选择

1. 坐位　是检查胸膜腔积液的最主要体位。患者坐位，上半身向前倾。根据病变所在区域和范围，操作者自背部和侧前胸沿肋间逐一观察。

2. 仰卧位和侧卧位　适用于病情重、体弱者，也是检查胸壁、临靠胸壁的肺与纵隔占位病变的常用体位。

第三节　胸膜腔疾病

一、胸腔积液

（一）游离性胸腔积液

游离的胸腔积液首先积聚于胸腔的底部肋膈窦，少量胸腔积液X线片常不易觉察，且难与胸膜肥厚鉴别。超声可通过肋缘下斜切，第8～10肋间处斜切观察，一般可见在肺的强烈回声与膈肌及肝脏之间，呈现小长条形无回声区，其范围及形态随呼吸运动而稍有变化；随积液增多，无回声区的范围也随之扩大；受较多液体的挤压，肺组织受压萎陷呈实性中等或较强回声，内部气体明显减少或完全消失，临床称为肺膨胀不全（图6－1）。

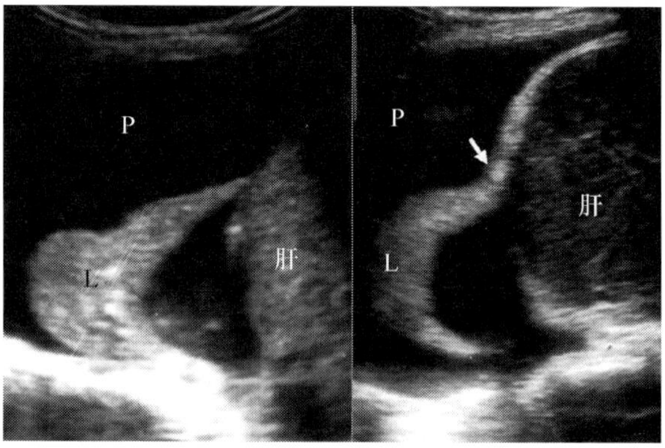

图6－1　胸膜腔积液

左图：积液为无回声（P），在液体中心的实性较强回声为膨胀不全的肺（L）；右图：膨胀不全的肺组织和横膈粘连（⇩）

积液区呈上窄、下宽的三角形。大量胸腔积液时，液体可达肺间，几乎整个胸腔全部为液体充盈，膈肌向下移位，心脏回声向健侧移位。

（二）包裹性胸腔积液

脏、壁层胸膜粘连，使液体局限于胸膜的某一部位形成包裹性积液。常见于结核性胸膜炎、肿瘤或胸部手术后、感染等所致包裹性胸腔积液多发生在侧后胸壁。超声表现为在正常含气肺组织与胸壁之间出现形态稳定的液性无回声区，多呈扁圆或梭形体。病变处见肺与胸壁间条、片状强回声粘连带，该处壁层胸膜多增厚。

超声对胸腔积液只能作半定量诊断，对于少量游离性胸腔积液X线不如超声敏感，液体常积聚于肺底和后、侧肋膈角，超声检查时宜采用坐位，在第8～10肋间的背部至腋前线范围探测。超声可见横膈上方长三角状无回声区，受呼吸影响形态略有改变。随液体量增多，无回声范围随之向上扩大，坐位探查呈上窄下宽的三角形无回声区。

胸腔积液的超声可探查范围若在两、三个肋间范围，卧位时也能容易地探测到积液，可定为中量胸腔积液。少量或中量游离性胸腔积液常因体位变换而发生位置的变化。

大量胸腔积液时，受液体的挤压，肺组织出现程度不同的膨胀不全，横膈下移，心脏向健侧移位。超声图上表现为肺内气体减少，体积变小、基底部缩向肺门，呈三角状。

二、气胸

因胸膜受损伤破裂，空气进入胸膜腔形成气胸。分外伤性和自发性两种。声像图上见胸壁下空气的强烈多次反射（混响），使用较高频探头可将气胸与肺的多次反射进行鉴别。

三、液气胸

胸腔内同时存在空气和液体，空气在上部，积液在下部，坐位纵切声像图上，近膈肌处呈液体无回声区，近头侧呈强烈的气体回声，两者交界处出现液平面；嘱患者变换体位，见气液面随之发生相对位置变化。如为利器所伤，胸膜腔内气体较少时，可能只见到胸腔积液，或同时存在肺不张。

第四节 胸膜疾病

一、胸膜肥厚

胸膜炎等胸腔积液引起纤维素性渗出物沉着、纤维化或肉芽组织增生而至胸膜厚度增加，称为胸膜肥厚。胸膜肥厚分为局限性或广泛性两种。胸膜增厚在放射检查时常呈一片密度增深的阴影，不易与胸腔大量积液鉴别，也难以判断是否同时存在胸腔积液。声像图上表现为胸壁与肺组织间条片状实性等或较低回声。当同时合并有胸腔积液时，则在增厚的胸膜与肺之间出现无回声，在积液中，有时可见条索状或条带状稍强回声的粘连带连接于胸壁和肺之间。

二、胸膜钙化

是胸腔内机化血块或干酪样坏死组织钙盐沉着（如结核性胸膜炎，化脓性胸膜炎，胸膜外伤出血等）。声像图上钙化呈强回声，并伴有声影，钙化形态可呈圆形、椭圆形、条状或斑片状。

三、胸膜实性占位性病变

表现为胸膜不规则或局限性增厚隆起，实质内以低回声多见，常伴有胸腔积液。常见肿瘤有：胸膜间皮瘤、胸膜转移性肿瘤、胸膜纤维肉瘤和胸膜横纹肌肉瘤。超声图像鉴别不容易，应到有条件的上级医院做超声引导下穿刺活检。

第五节 超声检查胸膜腔的临床意义

超声检查胸膜疾病，特别是对胸膜腔积液敏感度高，且简便、易行、准确。少量胸腔积液时，很少有体征，X线常不易查出，有时仅可见横膈稍升高，呼吸运动稍受限。超声则能显示少于100 ml的积液。

超声可以显示胸膜的增厚程度、反映形态学变化特点及其内部变化。检查时应参考CT等其他影像资料，详细了解每个肋间隙的胸壁和胸膜结构，分析正常和异常部位的差异，进而确定病变的部位、范围等。嘱患者做深呼吸运动，借助超声实时观察，容易将胸膜病变和肺表面病变相区别。当伴有胸膜粘连时，鉴别将变得复杂些，病变边缘处正常壁层胸膜与病变表面形成的夹角对区分胸膜和肺表面病变有一定帮助。若在胸腔手术患者伤口处见到轻度、均匀性胸膜肥厚时，应首先考虑手术后伤口瘢痕所致。结核性胸膜肥厚常好发于下、侧胸膜腔，常伴有胸膜粘连所致肋膈角变钝，胸腔积液或包裹性积液。增厚胸膜呈不均质或较强回声，局限性不规则强回声斑块多与结核的干酪坏死或钙化有关。脓胸患者有急而明显的症状和体征，胸腔积液内浮游物较多。血胸则有明显外伤史，或其他诱发血胸的病因，如肿瘤等。胸膜实性病变常伴有积液和胸膜肥厚、粘连，普通 X 线检查不能对这种复杂病变做出提示。超声检查则能准确地将肿物、胸膜肥厚与胸腔积液相区别。对较复杂的胸膜粘连伴有胸腔积液时，超声引导穿刺抽吸积液则显得更必不可少。

胸膜实性肿瘤不多见，常伴有胸腔积液。参考病史和其他资料对鉴别诊断有一定帮助。另外还要注意和胸壁肿瘤相区别。胸壁肿瘤部位更表浅，常向皮肤外膨出。位置较深在的胸壁肿瘤常使肋骨受到挤压或破坏，一般不影响胸膜腔，定位诊断不困难。

（李建国）

第七章　肺

第一节　肺超声检查

超声波不能穿过气体和肺组织的声学界面，难以显示正常肺内结构。若肺肿瘤或其他病变直接与胸壁相贴，或因胸腔积液使肺组织受压，肺内气体消失时，声束才有可能通过液体和不张肺组织向深方传递，显示肺内病变。超声主要是经过肋间隙对肺组织的检查，因而位于胸廓骨骼（如：肋骨、胸骨、肩胛骨和脊柱）后方的病变超声难以发现。位于右横膈上方的病变，可以在右肋弓下经腹壁和肝脏检查该区域。

第二节　肺部实性病变

一、肺癌

肺癌是肺部最常见的恶性肿瘤。组织学上分成鳞癌、腺癌、未分化癌和细支气管癌四种。根据肿瘤发生的部位分中心型（发生于主支气管或叶支气管）、周围型（发生于肺段或肺段以下的支气管）和特殊类型三种。临床上早期多无症状，常见症状是咳嗽、咯血、胸痛、发热及消瘦等。周围型肺癌或贴靠胸壁的中心型肺癌才能在超声图上显示，肺癌肿块多呈分叶状，边缘不整，内部回声多为低或等回声，实质回声不均。彩色多普勒二维超声在肿瘤内有血流信号。中心型肺癌多在胸骨旁的近肺门区探测到肿块。中晚期肺癌常伴有胸膜增厚或胸腔积液。（图 7－1）

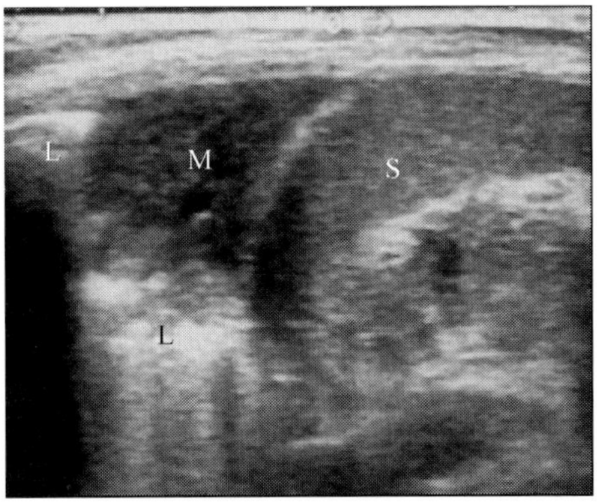

图 7－1　左肺癌

肺癌肿块（M）位于左下肺，紧邻胸壁和横膈，横膈下方为脾（S），近头侧和深方有含气肺（L）

（二）转移性肺癌

全身许多部位和脏器的恶性肿瘤都有可能转移到肺部，肿瘤多发，大小相近，直径多在 3 cm 以下；呈类圆球体状，边缘欠规整，内部回声均匀，低回声型多见。

（三）肺错构瘤

属良性肿瘤，临床较少见。瘤组织含有软骨、纤维组织、上皮细胞、肌肉及血管等成分。声像图表现为圆球体状肿瘤，直径大多在 3～4 cm 以下；边界清晰，边缘较规整，有强回声包膜，有些边缘可略呈波浪状；内部回声以均质的低回声多见。内部结构复杂时回声不均，常伴有钙化。

第三节　超声探查肺的临床意义

超声对肺肿瘤的囊、实性鉴别能力较强，检查时应参考其他影像和临床资料。超声引导下的穿刺活检是确诊的最简便方法，实践和经验证明这种方法安全、可靠。

（李建国）

第八章　纵　　隔

第一节　纵隔超声检查基础

一、纵隔解剖概述

在临床和X线片中，一般以胸骨角与第四、五胸椎间隙的连线为界，分纵隔为上、下两部分。下纵隔又以心包为界将纵隔分为前、中、后3个区域，上纵隔内有气管、食管、胸腺、主动脉弓及其大分支。前纵隔内含有胸腺、脂肪、淋巴和疏松结缔组织。中纵隔内主要是心包和心脏，其他还有主动脉、气管分叉及左右主支气管，气管旁淋巴结群。后纵隔内有食管、降主动脉、交感神经。

二、仪器

纵隔前有肋骨遮挡，两侧为胸膜腔和肺，可利用的超声检查窗口甚小，小凸阵探头或相控阵探头最为适宜。探头频率选3.5～7.5 MHz。

三、检查方法

常规取仰卧位。探头置于两侧胸骨旁进行纵、横向检查，检查中注意双侧比较。

第二节　纵隔实性病变

一、常见纵隔肿瘤

（一）胸腺瘤

胸腺为一中枢性淋巴器官，位于前纵隔心包膜近血管部的上方，呈锥形，其顶端即为胸内甲状腺所在部位。外观呈淡红色或黄色脂肪样组织。胸腺瘤是纵隔最常见的肿瘤之一，男性略多，可发生于任何年龄，肿瘤大多数有完整包膜，呈膨胀性生长，少数可呈浸润性生长，并与周围组织发生粘连。切面灰黄色，有明显纤维间隔，常伴有出血、囊性变及钙化等。临床上常并发重症肌无力，可有胸痛、咳嗽、胸闷、气短等症状。肿瘤有良性和恶性之分，无论良性或恶性，术后均容易复发。

声像图所见：良性胸腺瘤多呈圆形、椭圆形，有时亦可呈分叶状，轮廓整齐，境界清晰，包膜完整、较厚，为高回声；病变区内为低回声、分布较均匀，常可见散在粗大强回声钙化灶及不规则无回声区，小者如大头针针头样，大者可占据整个肿瘤，超声常诊断为胸腺囊肿。恶性胸腺瘤呈浸润性生长，轮廓呈不规则形，无包膜，边缘不整齐，境界尚清楚，内部回声强弱不一，分布不均匀，常有散在不规则大小无回声区，有时可见细小强回声钙化灶。

（二）胸内甲状腺

胸内甲状腺系颈部甲状腺延伸至胸骨后的部分，超声能对其进行辨认并确认有无甲状腺肿瘤。胸内甲状腺肿瘤的超声表现与颈部甲状腺肿瘤相一致。常见胸骨后甲状腺肿瘤有甲状腺囊肿、甲状腺腺瘤和甲状腺恶性肿瘤。

（三）皮样囊肿及畸胎瘤

畸胎类肿瘤是纵隔内最常见肿瘤之一，绝大多数位于前上纵隔，偶发生在后纵隔。生长缓慢，以 20～40 岁多见。畸胎类肿瘤可分为两类：囊性畸胎瘤和实性畸胎瘤。肿瘤常向纵隔一侧凸出。形态呈圆形，边缘光整，大小不一，大者直径可达 10 cm。

声像图上，肿瘤呈圆形、椭圆形，偶尔为分叶状，边缘清楚、光滑整齐，包膜完整。肿瘤的包膜呈强回声，内部回声复杂。无回声、低回声多为稀薄液体；等回声、强回声多为实性脂类或其他软组织成分；团块状强回声伴后方衰减或声影，多为脂类物质含有毛发、软骨、致密结缔组织、钙化的声像图表现。超声图像单一、囊壁薄而均匀、部分区域仅见含毛发强回声团块时，以皮样囊肿多见。图像复杂，在囊壁间或瘤体内有形态各异的高强回声结构时为实性畸胎瘤特征。囊性畸胎瘤（包括皮样囊肿）包含外胚层及中胚层来源的组织，囊壁为纤维性组织，常可有钙化。囊内容物为黄褐色液体，混有皮脂、胆固醇结晶及毛发、平滑肌、软骨和骨等。

（四）恶性淋巴瘤

通常是恶性淋巴瘤全身性病变在纵隔的表现。超声不能显示较小和没有贴靠胸壁的肿大淋巴结。随着肿块增大，方可在胸骨两侧探及到部分肿大淋巴结。病变呈圆形、椭圆形或稍欠规则状，轮廓清楚，内部回声低而均匀，实质回声点稀少、细小。肿瘤生长迅速，质较软，常融合成块。临床症状主要为发热、浅部淋巴结肿大或伴有肝脾肿大。

第三节　纵隔囊性病变

（一）胸腺囊肿

位于前纵隔下部胸腺区，多为年轻人，但不常见。声像图上呈圆形或椭圆形，轮廓线清晰，边缘光滑整齐，境界清楚。病变内部为无回声区，常呈多房性；可有侧壁声影，远侧回声增强明显，诊断不难，但有时不易与淋巴肿瘤区别。

（二）心包囊肿

心包囊肿为附着于心包的薄壁囊肿，绝大多数为单房性。大部分位于右侧心膈角，并与心包紧贴，但不与心包腔相通。囊壁薄，囊内液体清稀，临床多无症状。超声检查时，囊肿出现在胸骨右侧并与心脏紧贴，多为单发，圆球状或椭圆球状，囊内呈液性无回声，受心脏搏动影响其形态、大小变化明显。

（三）纵隔脓肿

发病原因有：（1）食管或气管受异物刺伤后感染；（2）食管癌或近肺门癌肿坏死穿孔所致感染；（3）咽部脓肿向下蔓延扩散；（4）胸椎结核或骨髓炎周围扩散；（5）纵隔手术后感染等。一般有明确的病因和相应的临床表现，超声的主要作用是发现纵隔积液出现的部位和液体的性质。纵隔脓肿以后纵隔多见，超声宜在脊柱旁探测。脓肿常呈长桶状，或长椭圆球体状，脓液的黏稠度和液体内的坏死等实性颗粒决定液体回声的类型，一般以不均匀的低回声型为多见。

（李建国）

第九章　肝

第一节　肝　解　剖

一、肝大体解剖

肝属于腹膜内位器官，是人体最大的消化腺体，大部分位于右季肋部和腹上区，小部分延伸至左季肋部。凸面向上的弧形隆起部分与右侧膈肌相贴附，称膈面。对应的下后方称脏面，呈凹陷状，该处有两条纵沟和一条横沟，呈“H”形。左纵沟为脐静脉和静脉导管窝，右纵沟由胆囊和腔静脉组成，横沟为第一肝门，肝动脉、门静脉由此出入；左、右肝管也在此处出肝并汇合形成肝总管。与肝的脏面相邻的脏器有十二指肠球部、胆囊、横结肠、右肾、右肾上腺、下腔静脉、胃、胰等。

二、肝分叶

根据肝内管道结构分布，将肝分为左、右半肝，左、右半肝又分为左内、左外、右前、右后及尾状叶五个叶。

三、肝内管道结构

肝内管道结构由门静脉、肝动脉、肝胆管和肝静脉组成。前三者在肝内分布基本一致，称为门静脉系统。肝静脉在肝内走行与门静脉交叉，称肝静脉系统。

1. 门静脉　脾静脉和肠系膜上静脉汇合形成门静脉，在网膜孔前缘上行达肝门，分成右支和左支入肝。右支短粗，沿肝门右切迹行走分布于右半肝，其分支有右前支、右后支、尾状叶右段支、胆囊旁门静脉支。左支的主要分支有左内叶支、左外叶上段支、左外叶下段支，分布于左半肝。

2. 胆管　胆管源自肝内毛细胆管、止于乏特（Vater）壶腹。其肝内部分与门静脉各级分支走行基本一致，左内叶肝管与左外叶肝管汇合成左肝管，右前叶肝管与右后叶肝管汇合成右肝管，左、右肝管汇合成肝总管。

3. 肝动脉　肝总动脉分出的肝固有动脉走行于肝十二指肠韧带内，入肝门前分出左肝动脉和右肝动脉。在肝内的走行与门静脉分支基本一致。

门静脉、胆管、肝动脉出入肝的位置称第一肝门。

4. 肝静脉　肝静脉主要包括三个属支，即肝中、肝左、肝右静脉。肝左静脉收集左外叶静脉回血，肝中静脉收集左内叶和右前叶静脉回血，肝右静脉收集右后叶及一部分右前叶静脉回血。三支肝静脉汇合入下腔静脉的位置称第二肝门。

第二节　检查方法和正常声像图

一、检查方法

1. 仪器　常规选用实时灰阶超声诊断仪，首选凸阵探头，探头频率 3～3.5 MHz。儿童或瘦体型成年人可选 5.0 MHz。对过度肥胖的患者则视仪器情况，选 2.5 MHz 探头。检查时，根据患者具体情况，调节仪器至肝实质前后回声较均匀、结构清晰的状态。

2. 检查前准备　按照禁食、禁水、排大便的腹部超声常规检查准备。一般安排在上午检查。

3. 体位　仰卧位：肝检查最常用的体位。

左侧卧位：用于肝右后叶、肝门及右后叶膈顶处的图像显示。

右侧卧位：左叶肥大或左叶外生性肿瘤观察时比较多用。

坐位或半坐位：对位置较高部位（如膈顶部）显示效果较好。

4. 探查方法　在剑突下、右肋缘下、右肋间行各种断面扫查。持探头做连续滑行扫查和弧形摆动扫查。

二、正常声像图

1. 肝的形态和轮廓　肝表面光滑，被膜呈均匀一致的线样高回声，随呼吸而与腹膜呈相对滑动。膈面呈圆弧状。脏面平坦略呈浅凹状。肝下缘、外缘均呈锐角。剑下纵切面，左叶下缘角小于 45°，右叶前下角小于 60°。

2. 肝的实质回声　肝实质回声较密、细小、均匀，回声强度与脾回声类似，略高于或相当于肾皮质回声。

3. 肝内管道结构

正常情况下，可以显示肝静脉及其主要属支、门静脉及其分支和左右肝管及其二级分支。肝内动脉需用高质量的彩色多普勒超声检查。各管道在长轴图像上呈条管样无回声结构，短轴呈环状无回声结构。

门静脉管壁回声较强，左支及其主要分支以矢状部为中心，门静脉左支主干、矢状部、左内叶支、左外叶上段支、左外叶下段支呈“工”字形状。右前支则与胆囊长轴平行。多普勒显示为平缓静脉血流频谱。

肝静脉管壁薄、回声弱、走行较平直，自肝周缘走向下腔静脉。频谱显示为随呼吸和心脏搏动而变化的双向波浪样频谱。

肝内胆管与门静脉分支走行一致，左右肝管在门静脉左干横部或右干前方呈细管道结构，正常的肝内细小胆管在超声图上不显示。

右肝动脉穿行于门静脉与肝总管间，在肝门部纵切面上显示为一圆形管道。肝内小动脉在灰阶超声图上不显示，高档彩色多普勒超声可以显示部分肝内动脉。呈典型动脉血流频谱。

4. 肝的超声分叶与分段

根据肝内部的管道结构将肝分成右前叶、右后叶、左内叶、左外叶、尾状叶，左外叶、右前叶和后叶各分为上段、下段，因此整个肝被分为 8 个叶段。依次为：尾叶（S1）、左外上段（S2）、左外下段（S3）、左内叶（S4）、右前下段（S5）、右后下段（S6）、右后上段（S7）和右前上段（S8）。

根据肝静脉分叶：在肋缘下显示第二肝门结构，肝中静脉将肝分为左叶、右叶；肝右静脉将肝右叶分为右前叶、右后叶；肝左静脉近端将肝左叶分为左内叶、左外叶，肝左静脉主干为左外叶上段和下段的分界标志。

根据门静脉分叶：显示门静脉的同时可显示胆囊，沿胆囊长轴将肝分为左、右叶，沿门静脉右支走行，将肝右叶分为右前叶与右后叶，门静脉左支矢状部将肝左叶分为左内叶、左外叶，根据门静脉左支矢状部左外叶的分支，将左外叶分为上、下两段。

尾状叶位于肝左叶与下腔静脉之间，肝左叶下腔静脉纵切面时可较清楚显示（图 9－1）。无论按肝静脉还是按门静脉进行肝的分叶，两者是一致的，超声切面中显示出肝静脉就按肝静脉进行肝的分叶，切面中显示出门静脉就按门静脉的走行进行分叶，肝的超声分叶对于明确病变部位非常有帮助。

5. 肝的超声测量

超声诊断肝疾病主要是观察声像图的变化，传统的肝径线测量因个体差异较大，还受检查者操作时的人为因素，所以仅供诊断参考，价值不大。较常用的几个测量和正常测值为：

①肝右叶最大斜径 以肝右静脉注入下腔静脉的肋下肝缘斜切面声像图为标准，测量肝前下缘到后缘之间的最大距离，正常值不超过 12～14 cm（图 9－2）。

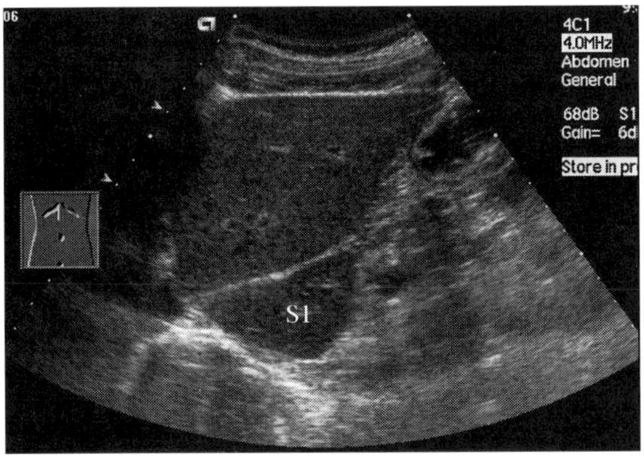

图 9－1　剑突下纵断切面：S1 为肝尾叶

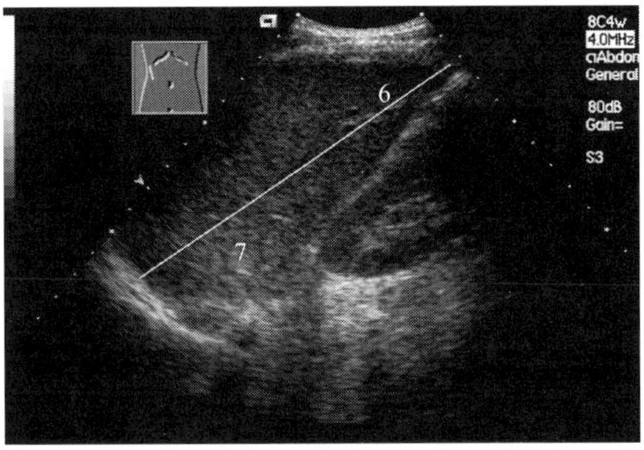

图 9－2　右叶肝最大斜径的测量示意图

②肝左叶厚度（前后径）与长度（上下径）以通过腹主动脉的矢状纵切面声像图作为测量肝左叶厚度与长度的标准切面，测量时尽可能显示膈肌和肝前下缘，两测径应互相垂直。正常参考测值为肝左叶厚度不超过 6 cm，长度不超过 9 cm。

正常成人的左叶测值和体型相关，肥胖体型的厚度大于长径，瘦体型的厚度则小于长径，中等体型者此两个测值近似（图 9－3）。

6. 肝其他结构图像

肝圆韧带：门静脉矢状部至肝前下缘的一条状强回声为肝圆韧带，位于肝左叶“工”字结构前方。

静脉韧带：位于肝左叶与尾状叶之间的一薄片状强回声是静脉韧带。

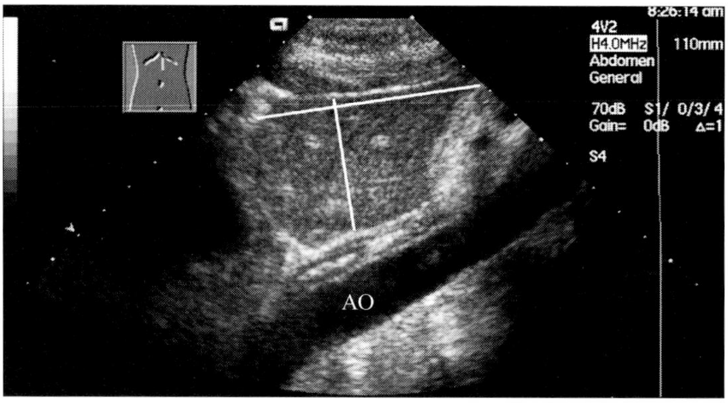

图 9-3　左叶肝测量

第三节　肝弥漫性病变

一、脂肪肝

(一) 弥漫性脂肪肝

脂肪肝可分为轻、中、重度，但各程度之间无严格界限，轻度脂肪肝的肝形态无明显变化，仅表现为肝实质回声增强（较右肾实质低回声明显增强，有称之为肝肾实质回声反差增大）（图 9-4），声衰减较轻微，管道结构显示尚清；中度脂肪肝时肝形态变得比较饱满，边缘略钝，肝实质回声明显增强，肝内管道结构显示不清，后方声有衰减；重度脂肪肝时肝明显增大，实质回声增强更为明显，管道结构显示不清，因声衰减常使肝后方的横膈显示不清。

(二) 局限性和弥漫非均匀性脂肪肝

因脂肪浸润程度不同，其表现也不同。

局限性阶段表现为片状强回声区，边界清楚，周围及其内部血管走行和血流正常；弥漫非均匀性脂肪肝阶段：随着浸润范围的扩大，可呈现以肝叶段为分界的强回声改变；继而进展到仅在胆囊旁和门静脉左右支旁残留小片状较低回声的正常肝组织（图 9-5），残留的较

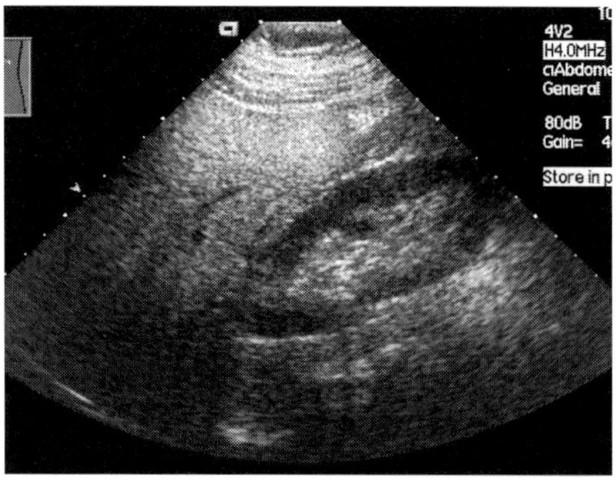

图 9-4　弥漫性脂肪肝　肝肾实质回声反差增大

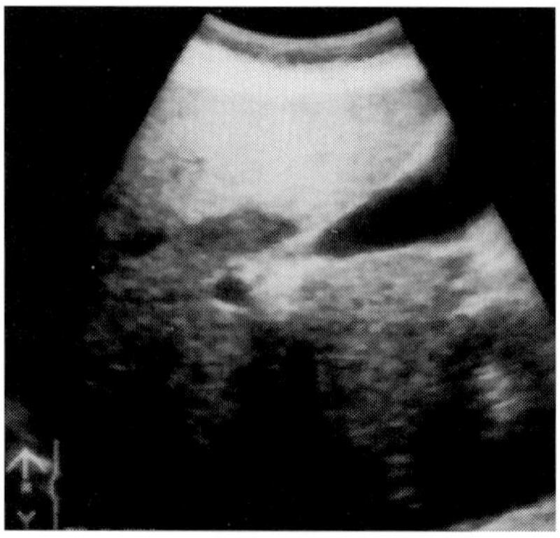

图 9-5　弥漫非均匀性脂肪肝：胆囊颈部和肝内门静脉之间片状低回声

正常肝组织也可以出现在肝实质任何部位，有时酷似实性占位，须通过超声引导下穿刺活检做病理组织学进行鉴别诊断；随后整个肝浸润成为弥漫性脂肪肝。

二、急性病毒性肝炎

1. 肝增大，形态饱满。
2. 表面光滑，边缘略钝。
3. 肝实质回声减低，俗称“黑色肝”，后方回声增强。
4. 肝内管道结构显示清晰，回声增强。
5. 胆囊壁轻度增厚，或呈双边，充盈不良。
6. 有时在肝门部能发现淋巴结肿大。
7. 脾轻度增大。

三、淤血肝

1. 肝增大，形态饱满。
2. 表面光滑，内部回声一般无明显改变。
3. 肝静脉增粗（正常肝静脉内径不大于1.0 cm）、分支增多、主干向肝周缘延伸。
4. 下腔静脉增粗（正常下腔静脉内径不大于2.0 cm），随呼吸变换血管径线变化不明显（图9-6）。

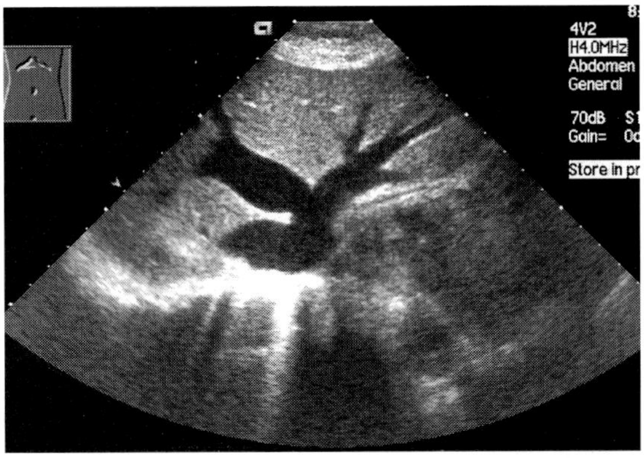

图9-6　淤血肝：肝三支静脉明显增宽

四、肝硬化

1. 早期肝形态正常或轻度肿大，超声检查无特异性。
2. 晚期肝萎缩，以肝右叶和左内叶萎缩为主，左外叶和尾叶相对增大。
3. 肝形态失常，表面不平整。
4. 肝实质回声不均质、略增强，正常结构紊乱，可显示结节状改变。
5. 肝静脉受压变细或粗细不均。
6. 门静脉主干增粗，肝内门静脉小分支变细。
7. 晚期肝硬化时常见门静脉内血栓或呈海绵样变性。
8. 脾肿大，当侧支循环形成时，门静脉主干正常或变细。
9. 腹水、胆囊壁增厚呈双边。
10. 常见的侧支循环形成是脐静脉和胃冠状静脉增宽，有条件者可使用彩色多普勒超声仪辨认上述血管病理改变，了解血流速度和流动方向等。

五、肝弥漫性肿大

肝弥漫性肿大是一种非特异性改变，可由多种疾病引起，表现为肝形态饱满，边缘变钝，各测量径线增大。常常需要结合其他征象或其他临床资料来对疾病做出进一步的判断。

第四节 肝局灶性病变

一、肝囊性病变

1. 肝囊肿

①单发或多发，形态多为圆形、椭圆形。

②壁薄，内壁光滑，内为无回声，后方回声增强，规则的囊肿侧方回声失落（侧方声影）。

③多发肝囊肿常大小不等，散在分布。

④非囊肿的肝实质回声均匀。（图 9－7）

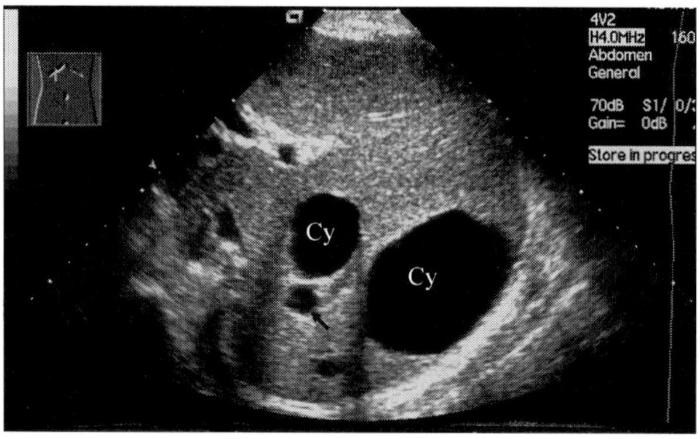

图 9－7 肝多发囊肿（Cy 或黑箭头指示处）

2. 多囊肝

①肝肿大，形态不规则，周围脏器受压甚至移位。

②囊肿大小不等，形态各异。

③无囊肿的正常肝组织回声增强不均匀。

④肝内血管等结构受囊肿压迫移位变细。

⑤多伴有其他脏器如肾脏的多囊变化。（图 9－8）

3. 肝脓肿

早期：病变表现为局限性等或较低回声，边界不清晰，内部回声不均匀，后方回声稍增强。

脓肿形成期：脓肿液化逐渐明显扩大，残存的实性部分回声稍强，形态不规则，液化周围的脓肿实性组织内侧壁不平滑。脓液的回声和坏死液化的程度相关，较稀薄的液体多回声低，内部颗粒性物细小而稀少；稠厚脓液常和实性结构相似，内部常见较粗大的颗粒，随体位变换，坏死等颗粒物质发生沉积现象，随深度增加回声增高。

4. 肝包虫病

①包虫囊肿多为圆形或类圆形，包膜较厚呈双层样结构的较高回声；

②囊肿可为单囊、多囊、囊实混合或单纯实性包块；

③囊肿可以多发甚至向肝外发展；

④ 若囊肿内膜脱落时，囊内有带样结构称为“水中百合”征。（图 9－9）

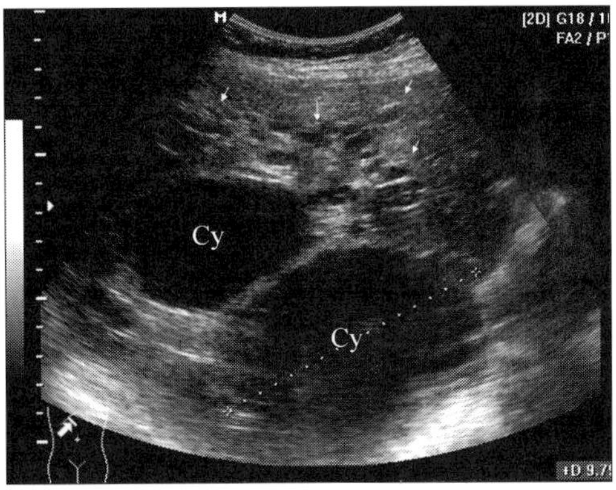

图 9－8　多囊肝　白箭头表示范围，较大者（Cy）标示

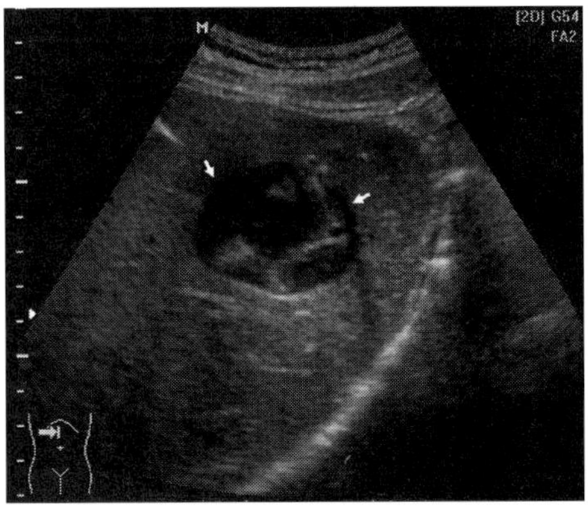

图 9－9　肝包虫囊肿（白箭头指示部位）囊内不规则条带为脱落的内膜

二、肝实性肿瘤

1. 良性肿瘤

a）肝血管瘤：肝血管瘤是肝最常见的良性肿瘤。

①较小的血管瘤多为高回声，（图 9－10）低回声者非常少见。

②较大的血管瘤则以回声复杂的混合型为主。（图 9－11）

③内部回声可呈筛孔状或蜂窝状，肿瘤形态较规则，边界清晰。

b）炎性假瘤：是一种增生性非肿瘤性病变。

①肝内有边界清晰或不清晰的异常回声区。

②可为低回声性或稍强回声性，内部回声不均匀。

③当组织充血水肿、炎性细胞浸润时，以低回声为主。

④当大量纤维结缔组织增生时，以高回声为主。

炎性假瘤呈混合性回声，与肝肿瘤的鉴别不易。

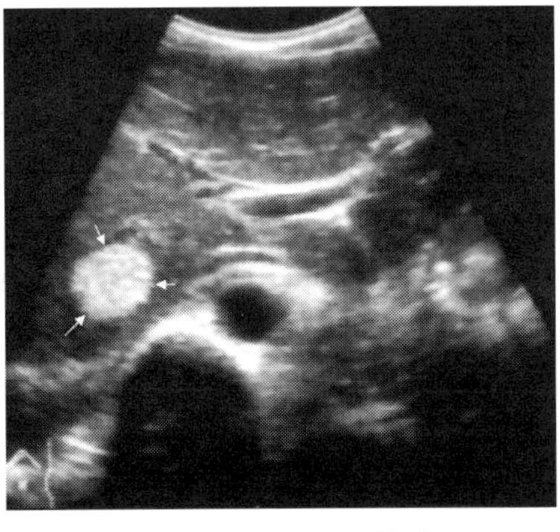

图 9－10　肝小血管瘤

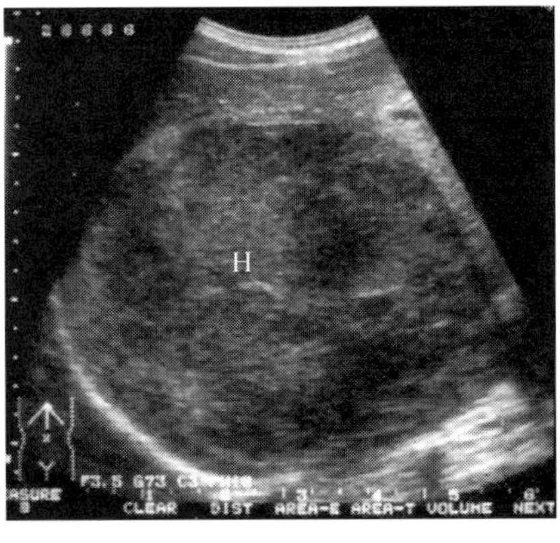

图 9－11　肝较大低回声血管瘤（H）

2. 恶性肿瘤

a）原发性肝癌：常常伴有慢性肝炎或肝硬化。根据肿瘤形态，通常分为三型，即结节

型、巨块型、弥漫型。

结节型和巨块型的肿块明显，容易辨认，实质回声可为低回声、等回声、高回声或混合回声。

直径在3.0 cm以下的称为小肝癌，结节多为圆形或类圆形，实质回声以低或等回声多见，但也有少数呈高回声型，需和血管瘤鉴别。肿瘤边界清晰，周围有较窄的弱回声晕，后方回声轻度增强，常有侧方声影。（图9－12）

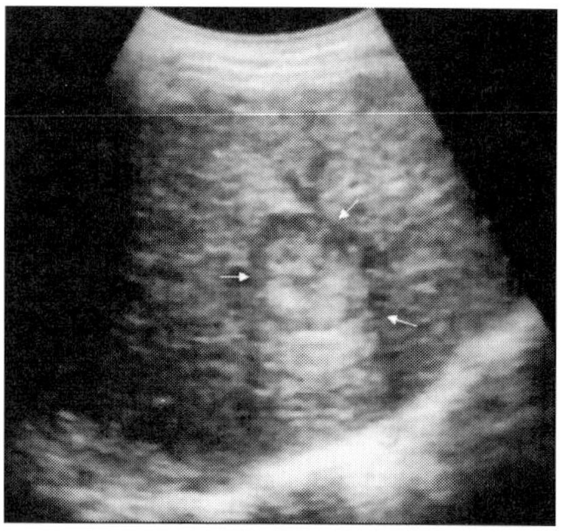

图9－12　小肝癌：肿瘤实质为等回声、不均匀，呈典型多个小结节融合的“马赛克”征象；形态较规则，边界清晰，周围有较窄的弱回声晕，后方回声轻度增强并伴有侧方声影。

3.1～7.0 cm的结节为大结节型，通常可见数个大小不等的结节。

大于7.0 cm者为巨块型，实质回声多为高或混合回声型，较大肿瘤的中心常出现不规则坏死液化。（图9－13）

弥漫型肝癌和肝弥漫性病变（如慢性肝炎、肝硬化）不容易鉴别，肝内正常的纹理结构紊乱，回声强弱不等，分布不均，肿瘤结节小、弥漫分布、边界清晰或不清晰，常伴有门静脉或肝内静脉的癌栓形成，表现为肝内管道系统的管壁显示不清，有中断或血管内出现的实性低回声，部分管壁不清楚。彩色多普勒超声检查对癌栓的鉴别有重要帮助。

各种类型肝癌，都可以因瘤体造成周围血管绕行、抬高、受压和中断。

b）转移性肝癌：肝是恶性肿瘤最常见的转移部位，身体内任何部位的癌瘤都可以转移到肝（图9－14），其中以消化道来源的最多见。

①小者多为圆形，大者多为椭圆形或不规则形；

②瘤体边界清晰而光整，实质可为低到高回声；

③内部回声均匀或不均匀，周边常有较宽的低回声晕；

④中央可有坏死液化；

⑤肿瘤常多发，大小不等，右叶多见；

⑥但是也有单发者，超声能够发现约在0.5 cm以上的转移性肿瘤。

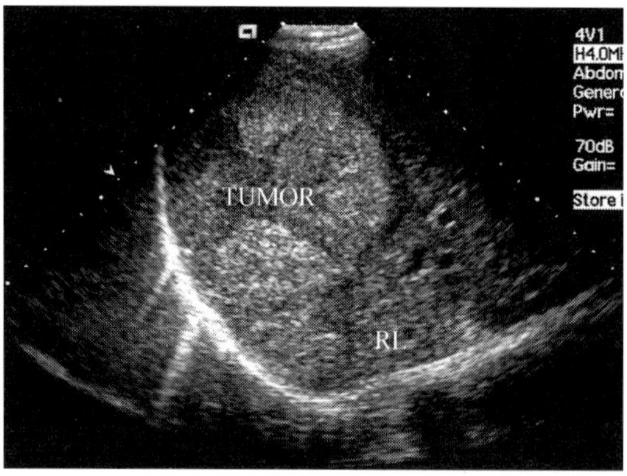

图9－13　巨块型肝癌

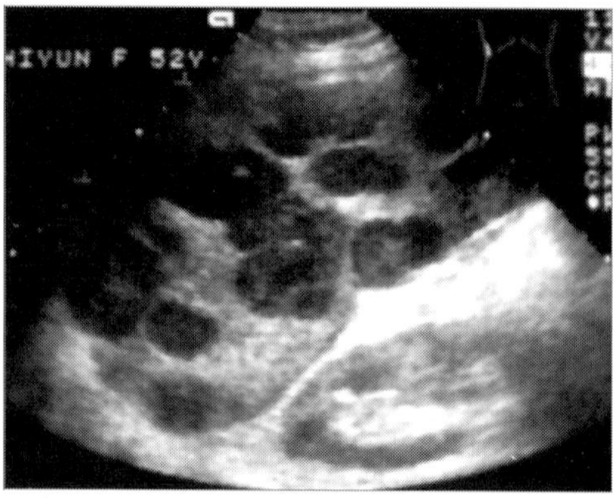

图9－14　乳腺癌肝转移：肿瘤多发，瘤体为低回声，边界清楚

第五节　肝　创　伤

一、肝挫伤和血肿

1. 早期的少量出血常表现为局部回声增强，回声不均。
2. 经过一定时间后，强回声变为无回声。
3. 较大血肿则为低或无回声。
4. 最后可全部吸收，不留任何痕迹。
5. 若血肿不能尽快吸收，常出现血液凝固机化，表现为血肿内实性不均匀的低回声团块。

二、肝包膜下血肿

1. 肝包膜与肝实质之间出现梭形无回声区。
2. 局部肝隆起，实质受压向内移位。
3. 较大者也可出现凝血机化，机化的实体中常有大小不等的液化结构。
4. 超声随访图像有动态变化。

三、真性肝破裂：较小和深在的肝破裂超声不容易发现

1. 典型者表现为肝包膜中断。
2. 局部呈伸入肝实质的楔样无回声或低回声带。
3. 断裂的肝实质表面呈不平滑的齿状表现。
4. 肝周及腹腔内常见有游离积液。

第六节　门静脉系统疾病

一、门静脉阻塞

根据门静脉阻塞的原因分为：门静脉血栓和门静脉瘤栓。

门静脉血栓：有肝硬化基础。血栓附着于门静脉管壁上，可形成完全性或不完全性阻塞，其回声强度与血栓形成时间有关，血栓多内无血流信号，阻塞处门静脉内无血流。

门静脉瘤栓：多有肝癌的基础，发生门静脉阻塞，癌栓附着的管壁不清晰，可有浸润征象，瘤栓内可探及血流信号。

二、门静脉海绵样病变

门静脉主干阻塞，局部侧支循环形成为海绵样病变。表现为门静脉主干内正常的管道样结构消失，被网格样、管道样结构代替。内为静脉型彩色血流信号。

（孙心平　薛利芳）

第十章　胆道系统

第一节　胆道系统解剖概要

胆道系统分为胆管系和胆囊两部分。胆管起自肝内毛细胆管，止于壶腹，分肝内胆管和肝外胆管部分，肝内胆管是肝内格利森（Glisson）系统内主要结构之一。肝外胆管由左、右肝管、肝总管、胆总管及胰腺壶腹。

1. 胆总管　长约 7～9 cm，管径约 0.5～0.8 cm，按其行经部位分为十二指肠上部、十二指肠部、胰部和壶腹部四段。

十二指肠上段：自肝总管与胆囊管汇合处起到十二指肠上缘，位于门静脉右前方，肝固有动脉右侧；

十二指肠后段：紧贴在十二指肠第一段的后面，位于下腔静脉前方，门静脉前右侧；

胰腺段：位于胰头后方，下腔静脉前方；

肠壁内段：斜穿十二指肠降部后内壁，末端在肠壁内扩大形成壶腹，并开口于十二指肠乳头。

2. 胆囊、胆囊管　胆囊位于肝脏面的胆囊窝内，分为底、体、颈三部。长约 7.6（5.3～9.7）cm，宽 3.2（2.0～5.5）cm，在颈部常有一囊袋状的凸出部，称哈特曼（Hartmann）袋，此为胆囊结石易停留处。胆囊管长 1.7（0.6～4.2）cm，外径为 0.3（0.2～0.6）cm，内表面黏膜有螺旋瓣膜，胆囊和胆囊管前邻前腹壁，下方与横结肠和十二指肠上部、幽门相邻。

第二节　检查方法和正常声像图

一、检查方法

检查前禁食 8～12 小时。常采用仰卧位，也可加用左侧卧位、坐位、半坐位、俯卧位、胸膝卧位检查。为提高胆总管显示率。可加用脂餐法了解胆囊和胆管的收缩功能。

在右肋缘下或肋间的纵、横、斜切面扫查，以获得一系列胆囊的长轴和短轴切面。自胆囊颈部向上稍移动纵切，显示门静脉右干及至主干的切面前显示肝外胆管长轴，将探头稍做旋转滑动，探查胆总管至末端。再从肝门部由上向下作一系列横断扫查，至末端。肝内胆管扫查方法，与肝脏扫查观察门静脉方法相同，胆管与门静脉伴行。

二、正常声像图

1. 胆囊　正常胆囊轮廓清晰，囊壁光滑整齐，呈高、弱、高三层回声结构，厚约 0.2～0.3 cm。腔内为胆汁无回声结构。胆囊长径一般不大于 9 cm，前后径不大于 4 cm。识别胆囊的重要标志是肝门部门静脉右支根部于胆囊颈部之间的线状强回声带。

2. 肝外胆管　肝外胆管分上下两段，上段与门静脉伴行，下段与下腔静脉伴行。正常内径一般不大于 0.5 cm，有胆囊切除史者，内径不大于 1.0 cm。（图 10－1）

3. 肝内胆管　二级以上的肝胆管细小分支一般不显示。门静脉左、右支前方的左、右肝管显示一般不大于 0.2 cm。

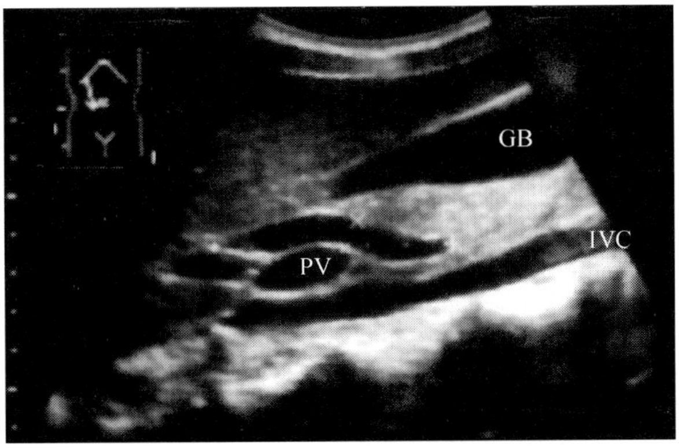

图 10－1　正常胆囊（GB）和肝外胆管（××标示范围），肝外胆管后方为门静脉（PV）和下腔静脉（IVC）

第三节　先天性胆道发育异常

一、胆囊异常

包括胆囊的位置、形态、数目、大小异常。胆囊的位置和正常部位的距离较大，或出现在肝内，为位置异常。形态异常包括结构异常的多房胆囊和分隔胆囊以及游离胆囊。数量异常是指胆囊的数量在两个或以上者。大小异常是指胆囊太小或太大。

二、胆管异常

包括肝内胆管囊样扩张（Caroli 病）和肝外胆管囊样扩张（胆总管囊肿）。

三、肝内胆管囊状扩张

肝内发现有不规整囊样结构，与胆管相通。其周围的肝组织及胆管正常。扩张的胆管可合并囊内感染或囊内结石。

四、肝外胆管囊状扩张

肝门部发现囊肿与胆管相通，囊肿呈圆形或椭圆形，内可合并结石、感染或肿瘤。该病可同时合并肝内胆管囊样扩张。肝外胆管囊样扩张需与梗阻性胆总管扩张鉴别。重点是前者不合并肝内胆管扩张，后者合并肝内胆管扩张。

第四节　胆系炎症

一、急性胆囊炎

1. 胆囊肿大，张力增高，横径增大。
2. 囊壁增厚，呈双层或多层结构。
3. 囊内透声差，有细点样回声团。
4. 胆囊内积脓时，细点样回声团多且较稠，胆囊壁内膜线可有连续性中断。
5. 胆囊周围可有渗液。
6. 胆囊莫非征阳性。
7. 胆囊穿孔时，胆囊壁连续性中断，周围局限性积液（图 10－2）。

二、慢性胆囊炎

慢性胆囊炎没有特异性特征，表现为胆囊壁增厚、毛糙，胆囊缩小或增大，内透声差。脂餐试验示胆囊收缩功能不良。

三、急性化脓性胆管炎

肝内外胆管扩张，胆管壁增厚，腔内胆汁内有细点样回声斑点。肝脏增大，可并发肝脓肿。

四、硬化性胆管炎

胆管壁轻度增厚，回声略增强，管腔呈节段性狭窄。

第五节　胆系结石

一、胆囊结石

典型结石表现：胆囊腔内强回声、伴声影、随体位改变而移动（图 10－3）。

非典型结石表现：

1. 胆囊充满型结石：胆囊腔内正常的无回声结构消失，被强回声伴声影所代替，胆囊前壁呈强回声带，胆囊后壁轮廓完全不显示。此种类型胆结石注意与先天性胆囊缺如相鉴别，在提示胆囊充满型结石的同时应想到有无胆囊先天性缺如的可能。
2. 胆囊颈部结石：结石位于颈部，易造成结石嵌顿。
3. 泥沙样结石：细点状强回声，可有或无声影，随体位有降落样移动。

二、肝外胆管结石

胆管扩张，扩张程度与结石大小及数量有关，胆管壁可增厚，扩张末端胆管内有强回声伴声影结构，与胆管壁间有缝隙。脂餐后或明显变换体位后，结石可有移动现象，扩张的胆管随之有变化。

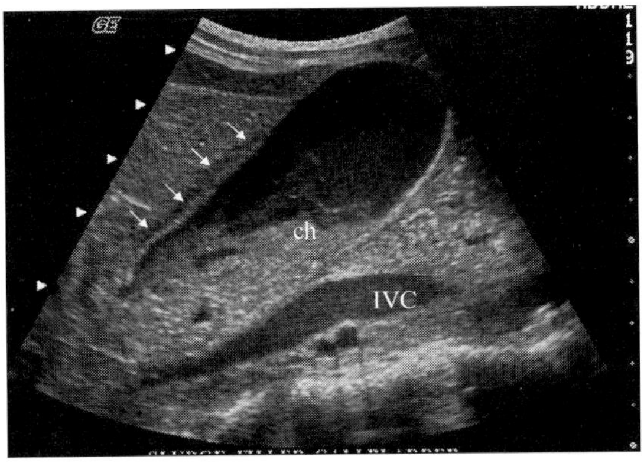

图 10－2　急性胆囊炎：胆囊肿大，淤胆（ch），胆囊和肝脏间少量积液（白箭头标示处）（IVC）为下腔静脉

（此图感谢 GE 公司曹海英医师供稿）

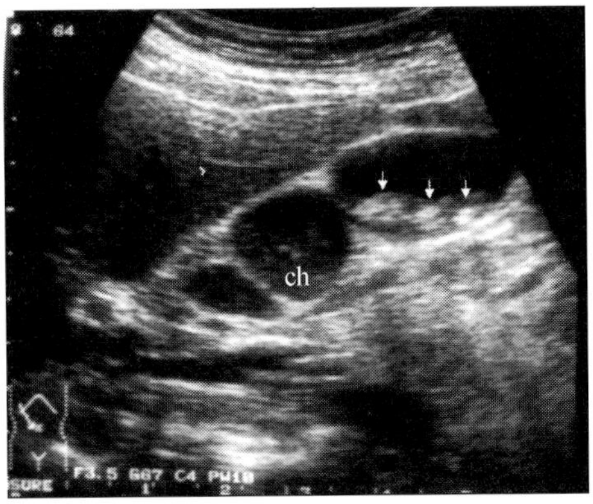

图 10－3　分隔胆囊和多发结石，胆囊各个腔之间有囊壁分隔，靠近底部囊腔内多发结石（白箭头标示），体部囊腔内淤胆（ch）

三、肝内胆管结石

肝内门静脉分支相伴行处有强回声，周围有液性无回声区，并常伴有结石近端胆管扩张。

第六节　胆道蛔虫症

胆道蛔虫是肠道蛔虫钻入胆道。表现为肝外胆管扩张，内有双线样较强回声带。中心是弱或无回声。虫体死后，弱或无回声消失。虫体活时，可见其蠕动。蛔虫如在胆囊内，则在胆囊内有双线样回声，多呈卷曲状。

第七节　胆囊息肉样病变

胆囊息肉样病变包括胆固醇息肉、炎性息肉、腺瘤及早期息肉样癌等胆囊隆起样病变。胆囊息肉样病变可以单发或多发，可合并胆囊结石。其表现为胆囊内圆形或类圆形低至较高回声结节，与壁相连，不随体位移动。

胆固醇息肉好发于体部，多发为主，回声较高，基底细小。（图 10－4）

腺瘤单发多见，形态规则，少数可以呈长条状。瘤体内部为均匀的低或等回声，基底较细。

早期息肉样癌基底多较宽，形态多为乳头状、不规则状结节，好发于胆囊颈部。

第八节　胆系肿瘤

一、胆囊癌

胆囊癌因病程不同，超声可表现为多种类型。主要分为以下几型：

1. 息肉型　病灶直径多为大于 1.0 cm 的息肉样病变的超声表现。

2. 蕈伞型　为基底较宽的蕈伞状肿瘤突入胆囊腔内，多为低或等回声，回声不均匀。局部胆囊壁增厚结构不清晰。(图 10－5)

3. 厚壁型　胆囊壁不规则增厚，回声不均匀，可为局限性或弥漫型。

4. 实块型　胆囊增大，轮廓不清，内正常无回声消失，呈现低或中等回声肿瘤，内回声不均匀，常在肿瘤内有结石，与肝组织分界不清。严重者侵及肝与肝肿瘤侵及胆囊有时不易区分。

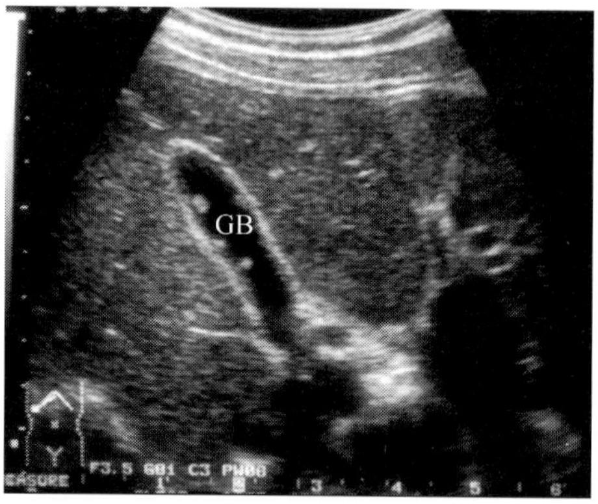

图 10－4　胆囊体部胆固醇息肉（多发）

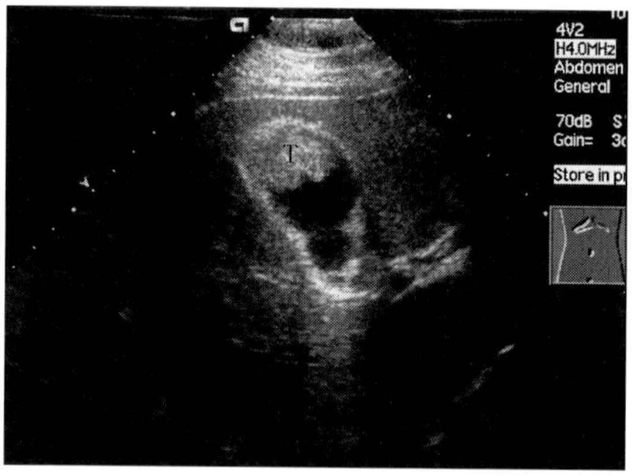

图 10－5　胆囊底部蕈伞型癌瘤（T）

二、胆道癌

表现为病变以上的胆道扩张（图 10－5－1），病变处胆道内有乳头状或不规则的低至等回声实性肿瘤（图 10－5－2），肿瘤可自管壁突入管腔或呈截断样或鼠尾样截断。

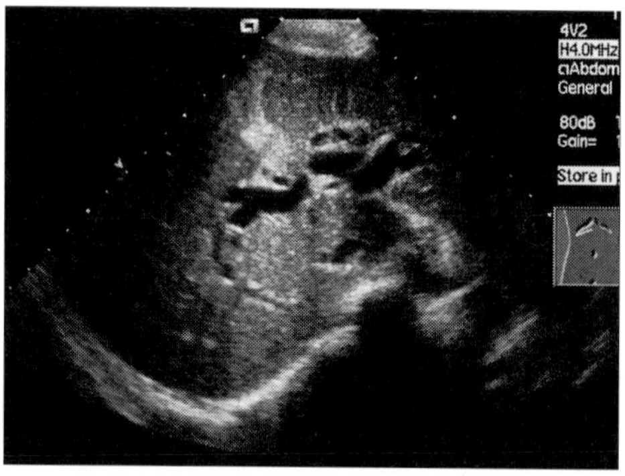

图 10－5－1　肝门胆管癌所致肝内胆管扩张

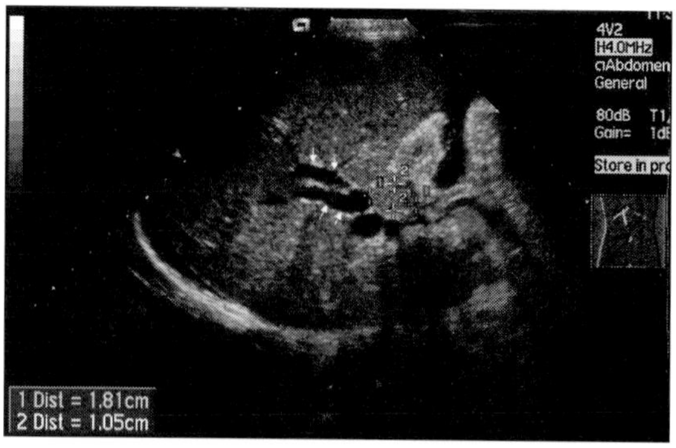

图 10－5－2　肝门胆管癌（标示圈定范围），近端肝内胆管扩张（白箭头指示部位）

（孙心平　薛利芳）

第十一章　胰　　腺

第一节　胰腺实用解剖和生理

胰腺位于上腹部和左季肋部的腹膜后间隙内，位置恒定。一般横跨第1～2腰椎体和腹部大血管干的前方，呈头低尾高的斜型位，末端指向脾门。

胰腺从右向左分为头、颈、体及尾部。胰腺各部没有明确的解剖标记分隔。胰头由十二指肠环抱，向左下伸出的突起称为钩突。胰头部位于肝尾叶、门静脉及肝动脉的下方，脊柱和下腔静脉的前方，横结肠、肝、小肠的后方。胰头后内侧紧贴肠系膜上静脉及其与脾静脉汇合的门静脉；胆总管从胰头背侧伸入胰腺后，形成胆总管的胰腺段，胰头外上和背侧还和胰十二指肠上、下后静脉及动脉相邻。胰颈部很短，肠系膜上动、静脉走行在胰头、钩突和胰颈环抱的沟凹中。胰体位于脊柱前中央及左侧，前面有横结肠系膜附着，隔小网膜囊与胃相邻，其后方或上后方有脾静脉和脾动脉伴行。胰体下方有左肾静脉与其平行。既往常以腹主动脉及肠系膜上动脉起始部作为确定胰腺的标记。即：这两个血管的前方就是脾静脉和胰体。胰体部向左上延伸即为胰尾，位于脾静脉、左肾及左肾上腺前面，末端直达脾门。

胰管位于胰腺实质内，是收集和排出胰液的管道，包括主胰管及副胰管。由尾至头，沿途收纳许多短的属支，主干在胰头部右缘处与胆总管汇合后形成乏特（Vater）壶腹，继而终结于十二指肠乳头；十二指肠乳头是胆、胰管通连十二指肠的重要结构。

胰腺的血液供应由胰十二指肠上、下动脉和脾动脉的分支供应。胰腺的淋巴管十分丰富，淋巴引流径路多，到达范围广泛。胰腺属于消化道，是人体第二大腺体，由外分泌部和内分泌部组成。它的外分泌部产生由胰淀粉酶、胰脂肪酶及胰蛋白酶原等组成的胰液，经胰管排入十二指肠。它的内分泌部即散在分布于胰实质内的胰岛细胞，能分泌胰岛素、胰高血糖素、胃泌素等激素，经多种途径作用于靶细胞。

第二节　超声检查技术

一、仪器和探头使用

胰腺检查应选用分辨力高的凸阵超声仪，一般成人选择3.5～4.0 MHz探头，肥胖者用2～3.0 MHz探头，瘦者可用5 MHz探头。根据仪器和探头频率不同，调节增益和增益补偿系统，并依受检者体型胖瘦及胰腺距体表的深度调好聚焦。

二、超声检查的要求和患者准备

一般情况下均应空腹，禁食6～12小时，清晨排大便。以免因胃内容物及肠道胀气造成显像不佳。对腹胀和便秘者，可给予药物消胀、导泻或清洁灌肠，为更好地显示胰腺，检查时可视具体情况饮水500～600 ml，使胃成为声窗。

三、检查方法

（一）检查体位

1. 常规采用仰卧位，将探头置于病人上腹部，向左上倾斜，与水平线约成角 30 度左右，即可获得胰腺的长轴断面像。如上腹部胃肠气体回声较多，影响观察时，探头要适当加压或嘱病人深吸气使肝脏位下移，以肝脏为声窗观察。

2. 也可采用侧卧位、坐位（双上肢后伸、手撑床、挺胸腹）、半坐位、立位或饮水法检查（饮水后平卧位、左侧卧位）。偶尔采用俯卧位通过左肾观察胰尾。以胰腺周围的大血管下腔静脉、腹主动脉、肠系膜上动脉、静脉以及脾静脉来帮助辨认胰腺。

（二）扫查方法

1. 胰腺长轴斜行扫查　探头在脐和剑突连线的上 1/3 范围采用右低左高斜切，可显示胰腺的长轴断面。

2. 胰腺短轴纵断扫查　在剑突下右侧自胰头向体尾部垂直于胰腺长轴滑行扫查，分别显示胰腺头、颈、体部和体尾部。

3. 经左侧肋间的脾脏扫查　由于胰尾位置深在，易受胃肠道气体干扰，仰卧位经前腹壁显示较难，可采用检查脾脏的方法，在脾门脾血管旁寻找胰尾。

（三）检查技巧

1. 瘦体型　借助腹式呼吸肝下移，以肝为透声窗显示胰腺，对于瘦弱体型一般无需过度用探头加压就可以获得清晰图像，患者体位为平仰卧位。

2. 中等体型　基本和瘦弱体型的检查方法相同，若平仰卧位胰腺显示效果不理想可采用半坐位。适度采用探头加压对此类体型有效。必要时，可以在胃充盈后嘱受检者右侧卧位接受检查，此时胃幽门窦、十二指肠球部和降部的气体消失、液体充盈有利于胰头及其周围的显示。

3. 肥胖体型　基本上采用以肝脏做声窗的可能性不大，加压的效果也不会很理想，故胃充盈后的坐位或半坐位下的检查显得非常重要。此体型的胃充盈后一般为牛角型，位置最高，可以起到显示胰腺的透声窗作用。

四、正常胰腺超声图像

（一）主要切面

1. 胰腺长轴横切断面图　形态多为蝌蚪形（见图 11 - 1）、少见为腊肠形、哑铃形。前方有胃，后方有脾静脉，胰头、颈部紧邻脾静脉与肠系膜上静脉汇合的门静脉。胰头外后方有胆总管的横断面。胰头后方下腔静脉横断面呈椭圆形。胰体后方腹主动脉、肠系膜上动脉横断面为圆形。经下腔静脉纵切的胰头纵断面，显示胰头为椭圆形或类椭圆形。前方是胃窦，门静脉位于上方，下腔静脉位于后方。经腹主动脉纵切的胰体纵断面：胰体为椭圆形，前方是胃，后方是脾静脉的横断面。胰腺实质内部回声的强度与肝脏回声类似，随着年龄的增长，胰腺的回声逐渐增强，体积缩小。

2. 胰头纵切断面图　在正中线右侧上腹部沿下腔静脉纵切扫查，见胰头位于肝及下腔静脉间，呈椭圆形或近似三角形，由于胃窦部及十二指肠气体干扰，胰头常难以被完全显示。

3. 胰颈纵切断面图　在上腹部正中线附近沿肠系膜上静脉纵断扫查，可获胰颈横轴断面。

4. 胰体纵切断面图　在上腹部正中线左侧沿腹主动脉纵切扫查，可显示呈三角形胰体横轴断面，并可显示腹腔动脉、脾动脉和肠系膜上动脉的声像图。

5. 胰尾纵切断面图　胰尾显示常需通过变换体位及采用多种途径扫查，才能获得较满意的图像。

（二）正常声像图

胰腺实质回声为密集均匀的点状回声，回声强度略高于肝组织或与肝组织相近似。伴随年龄增长，其回声逐渐增强。

五、超声测量方法和正常值

在胰腺的前后缘，根据胰腺走行的弯曲度画一些切线，并在胰腺头、体、尾的测量处作垂直线来进行测量。一般采取下腔静脉的前方测量胰头厚度（前后径），主动脉的前方测量胰体厚度（前后径），主动脉或脊柱左缘测量胰尾厚度（前后径）（见图 11－2）。胰腺正常测量参考值：胰腺测量以前后径（厚度）最重要，成人正常胰腺各部为最上界参考值：胰头≤2.5 cm，胰体≤2.0 cm，胰尾≤2.0 cm。正常情况下，正常胰管可不显示或内径在≤0.2 cm。

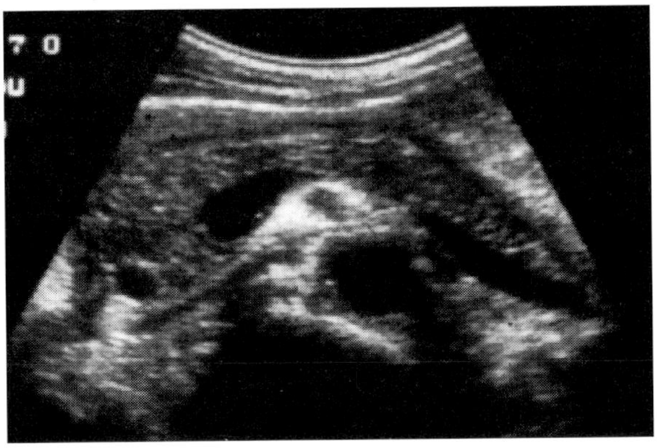

图 11－1　正常胰腺长轴

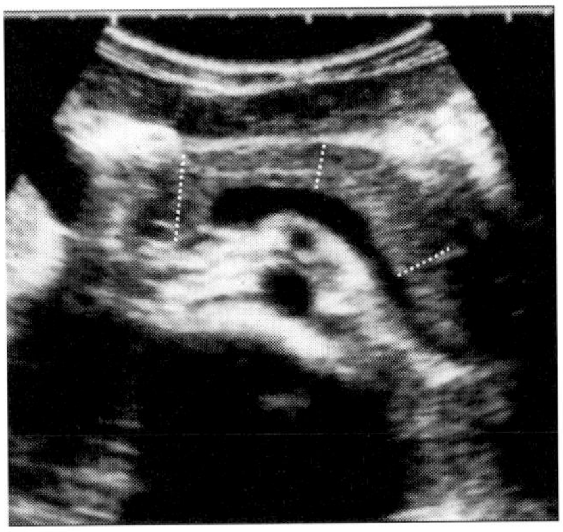

图 11－2　胰腺测量

第三节　疾病各论

一、急性胰腺炎

【病因】

引起急性胰腺炎的病因很多，急性胰腺炎的诱因过去多数为胆石症，目前多为交际性餐饮（过多过量脂餐、饮酒）。急性胰腺炎是在各种致病因素作用下，胰腺的胰酶被激活外溢，发生胰腺自身消化。

【病理】

急性胰腺炎的病理基本变化为胰腺的水肿、出血和坏死。通常这三种病理变化在急性发作后就会同时发生，但是因病情发展的不同阶段，三种病理变化的程度略有不同。

1. 急性水肿型　为轻型急性胰腺炎，病理表现以水肿占优势。病变可累及整个胰腺，也可局限在某一部位。胰腺肿胀，组织学改变为间质水肿、充血和炎症细胞浸润，出血和坏死轻微，血管变化常不明显，内外分泌腺无损伤表现。

2. 急性出血坏死型　此型少见。当急性炎症没有得到及时控制，胰腺组织将出现：①胰实质坏死；②血管损害引起胰腺组织水肿、出血、胰腺内和脾静脉内血栓形成；③胰腺周围脂肪坏死；④胰腺炎性渗出造成周围积液、甚至出现大量腹水。

【临床表现和体征】

1. 临床表现　95%以上病人有腹痛，常为突发性疼痛、呈剧烈持续性疼痛，并有阵发性加重，坏死型胰腺炎多有腹膜炎体征。多数患者伴恶心、呕吐、发热，坏死型多有休克表现。患者可有电解质紊乱、黄疸、上消化道出血及其他器官损害等。

2. 体征　轻型急性胰腺炎病人主要有腹部的深压痛；重症急性胰腺炎病人可出现腹膜刺激征。有时重症急性胰腺炎病人可出现皮下青紫（Grey－Tuner 征、Cullen 征）。

【超声诊断要点】

急性胰腺炎声像图主要观察胰腺大小、形态、回声及胰周变化等。

1. 胰腺大小的改变　大多为弥漫性肿大，少数呈局限性肿大。

2. 形态和边缘的改变　水肿型胰腺边缘多较清晰，形态规则。出血坏死型胰腺边缘模糊不清，形态不规则。

3. 胰腺内部回声　实质回声均匀性或稍欠均匀性减低或轻度增强，胰腺后方回声增强；内部回声不均匀，有低、无及较强回声结构（图 11－3）。

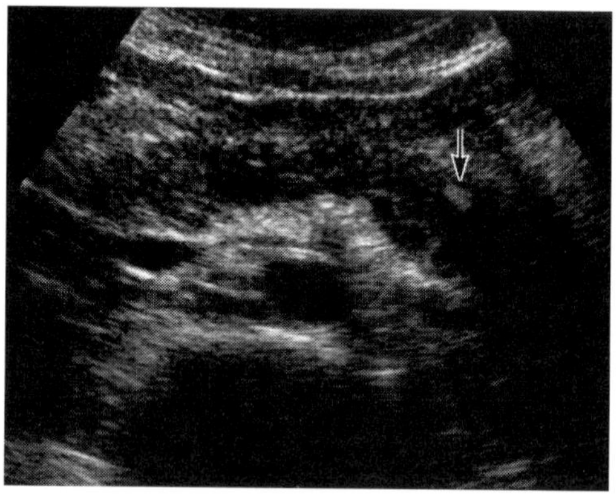

图 11－3　急性胰腺炎

胰腺内出现斑片状较强回声（箭头指示部位）和出血坏死有关

4. 主胰管　偶见有主胰管扩张，内径>0.2 cm。

5. 胰腺脓肿　是病情加重的标志，急性期脓肿边缘不清。

6. 积液及并发症　胰周积液多表现为沿胰腺后方分布的窄带状无或低回声区，一般厚度在 0.3 cm 左右；严重者胰腺周围及小网膜囊内有积液，同时可伴有腹水和胸腔积液。

【超声鉴别要点】

胰腺癌：弥漫性胰腺癌与弥漫性肿大的急性胰腺炎有相似的声像图改变，显示胰腺弥漫性肿大，形态异常，边缘不规则，胰腺实质回声增强或回声强弱不等，多伴腹主动脉旁淋巴结肿大。

【其他影像和检验在超声诊断中的参考】

1. 血、尿淀粉酶：急性胰腺炎起病 6 个小时后，血淀粉酶>500 U/L 或 12 小时后尿淀粉酶>1000 U/L。

2. X 线：胸腹平片对有无胸腔积液、肠梗阻有帮助。

3. CT、MRI：有助于胰腺水肿或坏死及其程度的判断。

二、慢性胰腺炎

【病因】

胆道疾病被认为是慢性胰腺炎的主要病因，另外饮酒、遗传、免疫、外伤、高脂血症等均可引起。也有部分是由急性胰腺炎转化为慢性，极少数的病因常不明显。

【病理】

主要为胰腺局部、节段或弥漫呈进行性、持续性、不可逆性的慢性炎症。基本病理变化是胰腺功能细胞组织破坏，胰腺纤维化、胰管扩张，胰管和胰腺实质结石形成。胰腺体积渐小、表面不平、实质变硬或呈不规则结节样硬化，有弥漫性纤维组织增生和钙质沉着，并可有假囊肿、胰腺管扩大及胰管内结石。

【临床表现和体征】

临床表现轻重不一，轻度可无症状或有轻度消化不良，而中度以上的慢性胰腺炎可有腹痛、腹胀、黄疸等胰腺炎急性发作症状，胰腺内、外分泌功能不足表现，腹水、感染等。典型病理可出现五联征：上腹疼痛、胰腺结石、胰腺假性囊肿、糖尿病和脂肪泻。

【超声诊断要点】

1. 胰腺大小的改变　病变早期、进展期或急性发作期，胰腺可呈局限性或弥漫性肿大，一般为轻、中度肿大，部分患者无此表现。晚期表现为胰腺萎缩。

2. 形态和边缘的改变　形态常不规则，可呈现局限性凸出，边缘不清楚，轮廓不清，部分无此变化。

3. 胰腺内部回声　胰腺实质回声增强、粗糙、不均匀。可见钙化性斑，带强回声，后方可见声影。

4. 主胰管　钙化型因结石形成，胰管扩张明显，梗阻型常为轻中度不规则扩张、粗细不均或呈串珠状。(图 11－4)

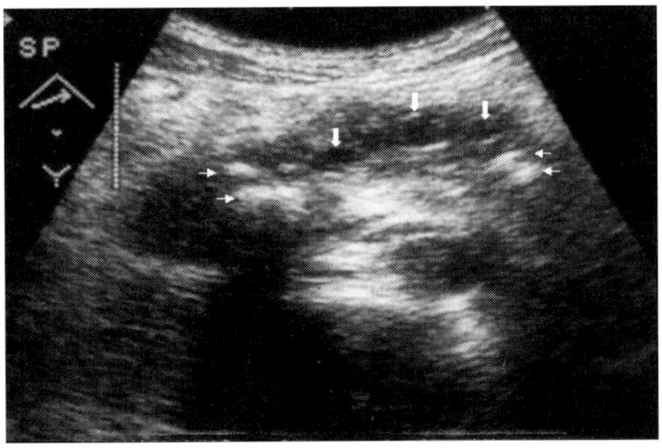

图 11－4　慢性胰腺炎

低回声胰腺，表面不平，胰管扩张（白色粗箭头指示），胰腺结石（白色细箭头指示处）

5. 胰腺假性囊肿　胰内和胰周大小不一囊性病灶，囊壁厚而不规则。

6. 胰外病变　慢性胰腺炎常伴有胆道扩张、梗阻、结石的声像图改变。

【超声鉴别要点】

1. 胰腺癌　多呈低回声肿块，边缘形态不整，胰头肿块可伴有梗阻性黄疸，胆道扩张表现。可见胰周、腹腔淋巴结肿大。鉴别困难时，可行组织活检。

2. 胰腺假性囊肿与胰腺囊腺癌　囊腺癌的病理为非完全囊性结构，声像图为囊实混合回声；肿物边界不清；囊内壁不光滑。

【其他影像和检验在超声诊断中的参考】

1. 腹部平片　胰腺钙化是慢性胰腺炎特征性的征象，对诊断有重要价值。

2. CT　胰腺失去正常结构，呈现弥漫性增大。密度不均，胰管扩张或粗细不均，有时还可在胰管内见到结石或钙化征象。合并假性囊肿时，CT 可显示胰腺内有低密度占位病灶。

3. MR 和 ERCP　MR 对慢性胰腺炎的诊断价值与 CT 相似，但对钙化和结石显示不如 CT。ERCP 对胰管扩张、狭窄和充盈缺损等征象显示良好。

三、胰腺囊肿

一般按照发病因素分为真性囊肿和假性囊肿。

【病因、病理】

1. 真性囊肿

(1) 病因　可分为先天性囊肿：因导管、腺泡发育异常所致；潴留性囊肿：各种原因的胰管分支梗阻导致胰液潴留，寄生虫性囊肿，肿瘤性囊肿。

(2) 病理　囊壁上覆盖有胰腺上皮细胞者为真性囊肿，囊壁内多存有胰液。

2. 假性囊肿

(1) 病因　继发于急性坏死性胰腺炎或外伤后，胰腺的渗出液、坏死物、血液、胰液等液体积聚形成，周围被纤维组织包裹，而形成的囊肿。

(2) 病理　由于局部组织坏死崩解以及渗出液、血液、胰液外溢，周围被增生的纤维组织包裹而形成囊肿样变。

【临床表现和体征】

胰腺囊肿临床表现多种多样，与囊肿类型、大小及发生部位有关。小囊肿可无任何症状，较大囊肿主要表现为压迫症状。上腹部常可扪及表面光滑、有囊性感的肿块。

【超声诊断要点】

1. 真性囊肿

(1) 先天性囊肿　多数囊肿较小，常为多发性，成单房或多房的无回声区，常合并先天性多囊肝、多囊肾。

(2) 潴留性囊肿　多为单发的较小囊肿，局限在胰实质内呈无回声区，囊壁光滑。

(3) 寄生虫性囊肿　囊壁较厚，表面光滑，在无回声区内可见不规则点、块或条索状较强回声。

(4) 肿瘤性囊肿　其声像图改变见胰腺肿瘤部分。

2. 假性囊肿

可发生在胰腺实质内或胰周。边界清晰，包膜完整且较厚。有胰腺炎、胰腺手术或胰外伤病史。(图 11－5)

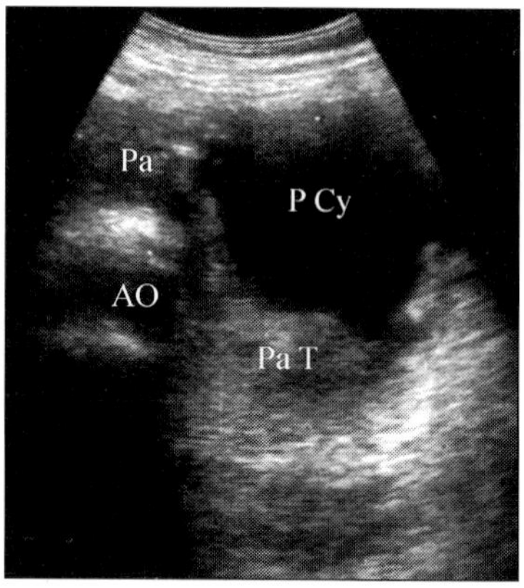

图 11－5　胰腺假性囊肿 (P Cy)
AO：腹主动脉；Pa：胰腺；Pa T：胰体尾部

【超声鉴别要点】

主要与胰腺其他性质的近似囊性或囊实性病变相鉴别，此外应与胰外其他脏器的囊性病变相鉴别。

四、胰腺肿瘤

(一) 胰腺囊腺瘤及囊腺癌

【病因、病理】

胰腺囊腺瘤是于胰腺导管发生的良性瘤，好发于中年，可发生于胰腺各部，以体、尾部多见。小房性囊腺瘤以被覆单层扁平上皮，大房性囊腺瘤以被覆立方上皮或柱状上皮为主。胰腺囊腺瘤可发生恶变，以囊壁被覆柱状上皮为主的囊腺瘤发生恶性变的可能性最大。

【临床表现和体征】

早期无症状可达数年，瘤体较大时可有上腹部疼痛，此时常可扪及包块。囊腺癌在临床上很难和囊腺瘤鉴别。

【超声诊断要点】

1. 浆液性囊腺瘤呈圆形，边缘平滑，境界清晰，整体回声稍高，内部有无数大小数毫米的无回声小囊，形成密集蜂窝状结构。

2. 黏液性囊腺瘤呈类圆形或分叶状，边界清晰，整体回声较低，肿瘤内有单个或多个分房的囊肿，后方回声稍强，囊内密集弱点状回声（内容物黏稠），囊壁厚薄不等，内壁不规则，可有点状钙化及突起的乳头状结构。

3. 囊腺癌具有囊腺瘤超声表现，特点为肿块包膜薄厚不均，内部回声杂乱，囊内乳头样增生明显，向邻近器官浸润性生长，周围淋巴结肿大、腹水。

【超声鉴别要点】

囊腺瘤为以分房状囊肿为主的囊实混合回声肿瘤，囊壁上有乳头状突起，且血供丰富者提示为囊腺癌。

（二）胰腺癌

【病因】

主要指胰外分泌腺腺癌，是胰腺恶性肿瘤中最常见的一种。起发病原因与发病机制迄今尚未阐明。流行病学调查资料提示发病率增高可能与长期吸烟、高脂肪和高动物蛋白质饮食、酗酒、某些化学致癌物、内分泌代谢紊乱、胰腺慢性疾病、遗传等因素有关。

【病理】

病理分为胰管上皮细胞发生的胰管癌、腺泡细胞发生的腺泡细胞癌和胰岛细胞发生的胰岛细胞癌，以及其他器官癌肿而来的转移癌。胰腺癌可发生于胰腺的任何部位，但以胰头多见。胰腺癌转移途径主要为淋巴转移和直接浸润，其次为血行转移和沿神经鞘蔓延。

【临床表现和体征】

胰腺癌的临床表现取决于癌肿的部位、病程早晚、胰腺破坏的程度、有无转移以及邻近器官累及的情况。

早期胰腺癌症状不典型，有时可出现上腹胀、隐痛，餐后加重，嗳气、恶心呕吐、食欲不振、乏力、消瘦等，易误诊为其他疾病。中、晚期胰腺癌较典型的症状是疼痛、消瘦、体重减轻、胃肠道症状、发热（为继发性感染或肿瘤部分坏死所致）和因癌肿转移到所在脏器的表现等。胰头部癌瘤常伴有进行性、阻塞性黄疸。

【超声诊断要点】

1. 肿瘤形态不规则，呈分叶状或不规则状，边界不清晰，癌瘤向周围组织呈蟹足样浸润，内部回声以低回声为多，肿块血流信号紊乱丰富（图 11－6）。

2. 胰头部肿瘤可伴有肝内、外胆管扩张、胆囊增大及胰管扩张表现。

3. 周围血管、脏器可见受压、浸润、转移表现，可见胰周、腹腔淋巴结肿大并有转移性腹水出现。（图 11－7）

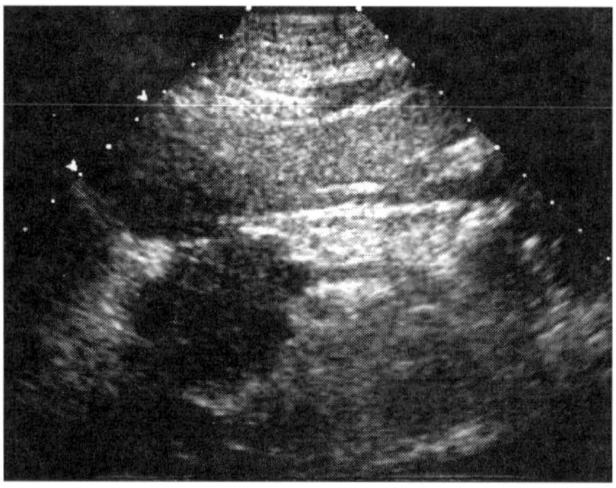

图 11-6　胰头癌 胰头部低回声肿块，边缘不平滑

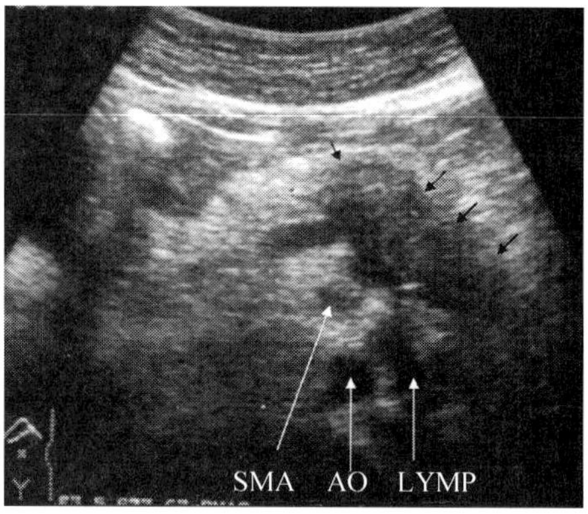

图 11-7　胰体尾癌

低回声肿块（黑箭头指示部位），SMA：肠系膜上动脉；Ao：腹主动脉；LYMP：肿大淋巴结（转移）

【超声鉴别要点】

1. 与常见阻塞性黄疸疾病鉴别　主要是胆结石、壶腹部癌、胆总管远端癌鉴别。

2. 与部分胰腺炎症性病变鉴别　如与胰腺脓肿、胰腺蜂窝织炎局限性改变鉴别。

3. 与非炎性囊性肿块鉴别　多数情况下容易鉴别，胰腺癌内部坏死液化、出血时需与胰腺囊肿及较少见的胰腺血肿鉴别。

【其他影像和检验】

1. 低张十二指肠造影　对胰腺癌有一定价值，如十二指肠降段胰腺侧的“反 3 征”。

2. CT　胰腺癌在 CT 检查时多数呈等密度或稍低密度改变，还可显示肿瘤与周围结构以及了解血管受侵犯情况。

3. MRI　在肿瘤未引起胰腺轮廓异常改变时 MRI 无异常发现。中晚期胰腺癌时 T_1W 为低/等信号，T_2W 为高信号，肿块形状不规则。

（三）胰腺内分泌性肿瘤

胰腺内分泌肿瘤多较小，目前已肯定的胰腺内分泌肿瘤包括：胰岛素瘤、胃泌素瘤、升糖素瘤、VIP 瘤、PP 瘤、生长抑制素瘤、类癌。这里仅介绍发病率最高的胰岛素瘤以及非功能性胰腺内分泌肿瘤。

1. 胰岛素瘤　亦称胰岛 B 细胞瘤，Graham 于 1927 年首先描述，是临床最多见的胰岛细胞瘤，大多为良性，多见于 40～50 岁，男女发病率相仿。

【病理】

几乎所有胰岛素瘤都位于胰腺实质内，异位胰岛素瘤罕见。瘤体通常较小，约 65% 患者肿瘤直径小于 1.5cm。肿瘤大多成灰白色或紫红色，边界清楚但大多无包膜，质地较正常胰腺组织为软，表面不平，血供丰富。

【临床表现及体征】

胰腺胰岛素瘤患者临床上可有典型的低血糖症状，以空腹低血糖为主要表现，临床表现与血糖下降的速度、程度、时间等有关，与病人的年龄及机体反应性亦有密切关系。

【超声诊断要点】

肿瘤小于 1 cm 者，超声有时很难发现，大于 1 cm 者，常能在胰腺实质内发现圆形或类圆形的低回声肿瘤，肿瘤边界清晰，内部回声均匀，血流信号丰富。超声造影呈快速充盈增强，缓慢消退（见图 11－8）。

此病临床症状和检验很典型，在临床高度怀疑此病时，如超声检查未发现，则应考虑必要时，采用术中超声。

【其他影像和检验在超声诊断中的参考】

1）血糖测定　是低血糖症、胰岛素瘤诊断最基本的检查。

2）胰岛素测定　判断时必须结合同时测定的血糖值。

3）CT　检查胰岛素瘤的敏感度仅 20%～40%。

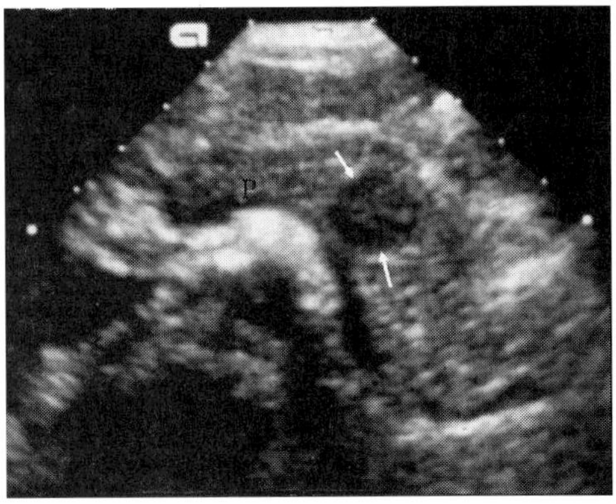

图 11－8　胰体尾部胰岛素瘤

（白箭头标示球状低回声）；P：胰头颈部

2. 无功能性胰岛细胞瘤

本病泛指有胰岛组织学特征的胰腺内分泌肿瘤，而不表现明显特异的临床征群，且血中多种激素测定均未见增高。该肿瘤临床少见，多发生在中青年，女性多见，绝大多数为良性单发。

【超声诊断要点】

肿瘤一般较大，多在 10 cm 左右；多发生在体尾部；肿瘤多为圆形或分叶状，边界清晰，内部为低回声且均匀。当肿瘤足够大时，可伴有中央有液化坏死。

五、胰腺外伤

胰腺轻度挫伤或外伤早期，表现为胰腺增大或正常，回声减低或正常。较重的损伤除胰腺损伤的征象外，还有胰周积血及腹膜后积血，腹腔内积血。

（赵玉珍　李建国　薛利芳）

第十二章　脾

第一节　脾实用解剖和生理

脾位于左季肋部，第9～11肋之深面，前端不超过腋中线，下缘不超过肋弓下。脾脏分脏、膈两面，膈面膨隆朝向外上与膈肌相贴，脏面凹陷，中央为脾门，有脾血管、神经、淋巴出入。其前上方与胃相邻，后与左肾、左肾上腺相邻，下与结肠左曲相邻，脾门前内侧是胰尾部。正常脾脏长10～12 cm，宽6～8 cm，厚3～4 cm。脾动脉起自腹腔动脉干，沿胰腺上缘行走至脾门。脾静脉与脾动脉伴行，在胰腺后方、脾动脉下方走行。

第二节　超声检查技术

一、仪器和探头使用

仪器使用与肝相同。选用凸阵或线阵探头，频率2.0～5.0 MHz。

二、超声检查的要求和患者准备

通常空腹检查，检查脾血管、脾门区病变可饮水充盈胃底后检查。

三、检查方法

仰卧或右侧卧位是最常用的体位。

1. 左肋间斜切　沿腋中线区第8～11肋间探测，获得脾脏长轴，测量脾最大长径，在显示脾门部血管时测量脾厚径。

2. 左季肋部纵扫查　显示脾和肾上极、脾门。是鉴别脾肾肿物、了解脾肾分流时必须扫查的切面。

四、正常声像图

脾脏的纵断面长轴呈半月形，轮廓清晰，表面光滑，内部回声细腻均匀，回声水平比正常肝脏略低。

五、超声测量方法和正常值

1. 脾最大长径：在肋间扫查切面上脾上、下极的最大径线。最长径11～12 cm，大于12 cm可判断为脾大。（图12－1）

2. 脾最大厚径：在肋间扫查经脾门的最大冠状切面上脾门至膈面的距离，正常小于4.0 cm。

3. 脾脏面积计算公式：厚度×长径×0.9；＞40.0 cm^2 是脾脏肿大的标准。

第三节　疾病各论

一、脾脏弥漫性肿大

【病因与病理】

弥漫性脾肿大（以下简称脾肿大）实际上是全身疾病的局部表现之一，其主要原因主要有：感染性脾肿大、淤血性脾肿大、淋巴造血组织疾病性脾肿大、代谢性疾病和结缔组织疾病。

【超声诊断要点】

1. 脾脏超声测值增大　脾长径大于12.0 cm、厚径≥4.0 cm，肿大明显时脾下极超过左肋缘下。

2. 脾内部回声　不同病因的脾肿大回声有一定的差异。感染性脾肿大回声均匀，回声水平无明显变化，以轻度肿大多见。淤血性脾肿大时脾内部回声随着时间的推移由低向高变化，脾静脉增宽，脾内静脉扩张。血液病的脾肿大内部回声较低。

【超声鉴别要点】

诊断脾肿大时应注意与肿大的左肝叶、腹膜后或左肾巨大肿瘤、胃内液性暗区、脾窝积液鉴别。

二、脾脏先天性异常

包括脾缺如、副脾、脾脏反位、脾脏异位。其中副脾较常见。

（一）副脾

指脾的一部分游离于脾脏之外，分布于脾门或腹腔的其他部位。其中以脾门和胰尾区最多见。

【超声诊断要点】

1. 在脾门区或胰尾附近显示圆形或椭圆形实质肿块，境界清楚，包膜完整，边缘光滑，直径1～2 cm。

2. 肿块内部回声强度与脾一致，呈均匀细点状低回声。

3. 副脾内可见动静脉出入，类似脾门样结构。（图12－1）

【超声鉴别要点】

1. 多脾综合征　极为罕见，声像图表现为两个或多个脾脏回声，融合在一起，同时合并先天性心脏畸形。

2. 脾门淋巴结肿大　多由恶性肿瘤转移所致。

3. 腹部其他肿瘤　如肾上腺肿瘤及腹膜后恶性肿瘤，多伴有原发肿瘤的临床表现。

（二）脾缺如

与左季肋部及腹盆腔内均探查不到脾脏。多见于脾切除手术后，极少数病人为先天性缺如，常合并有心脏大血管畸形，多见于婴幼儿。注意与脾脏反位及脾脏异位相鉴别。

（三）脾脏反位

多合并肝脏及心脏大血管反位。

（四）脾脏异位

正常位置探测不到脾，而在其他位置处探测到脾。

三、脾脏囊性病变

（一）脾囊肿

【病因与病理】

可分为真性脾囊肿和假性脾囊肿。真性囊肿内壁有上皮分泌细胞被覆，包括单纯性囊肿、多囊脾、包虫囊肿。假性囊肿的发生率约为真性囊肿的 4 倍，继发于损伤性血肿、脾梗死后坏死吸收、真性囊肿出血上皮脱落等。

【临床表现及体征】

脾囊肿多无临床症状，随体积增大可有左上腹胀痛及压迫周围脏器产生相应的症状。

【超声诊断要点】

1. 脾实质内单个或多个无回声区，境界清晰，边缘光滑，后方回声增强（见图 12－2）。

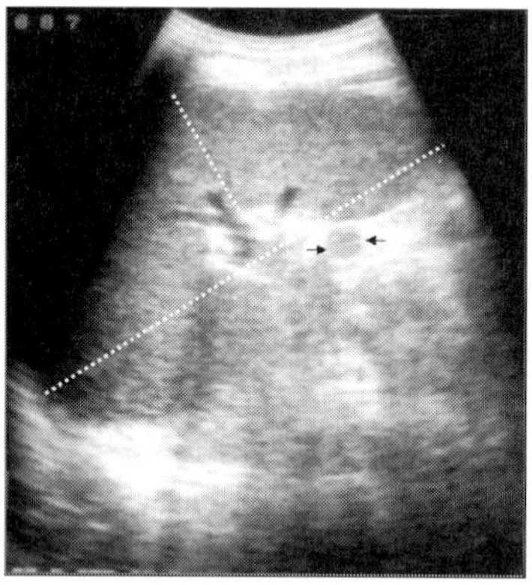

图 12-1　正常脾脏和脾脏测量

厚度和长度测量线设置，黑箭头指定范围为副脾

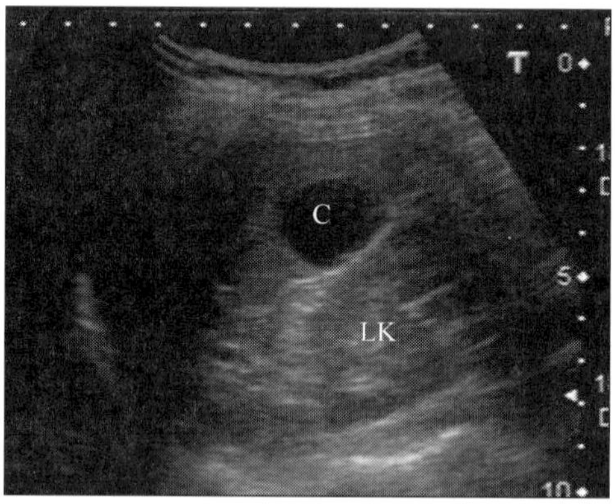

图 12－2　脾囊肿（C）

LK：左肾

2. 囊肿大小不等，脾脏形态视囊肿的位置和大小而定，如浅表囊肿可致脾脏局限性隆起，脾实质内小囊肿不引起脾脏外形的改变。

3. 合并出血或感染时囊内可见密集分布的中等回声或弱回声，合并钙化时囊壁可见斑块状强回声。

【超声鉴别要点】

应与下列疾病鉴别：

1. 多囊脾　全脾内布满大小不等的囊肿，囊肿与囊肿之间脾组织不易显示或回声粗杂不均匀，常伴多囊肝或多囊肾。

2. 脾脓肿　囊壁厚而不光滑，液性区内有点状低回声，有全身或局部感染症状。

3. 脾包膜下血肿　多呈新月形无回声，内部有细点状及条状回声，常有外伤史。

4. 胰腺尾部假性囊肿　左肾上极囊肿及腹膜后囊肿均可在左上腹出现无回声区，易混淆。多体位、多切面、配合呼吸仔细扫查无回声区与脾的关系可获得诊断依据。

（二）脾脓肿

【病因与病理】

脾脓肿罕见，一般为继发性，多为免疫力极度低下时全身感染的一部分，也可继发于左上腹外科手术或脾外伤。

【临床表现及体征】

临床主要表现为发热、左上腹痛及白细胞数升高。脓肿位于脾下极时，可扪及肿大脾。

【超声诊断要点】

1. 脾增大，脾内回声增强。脾肿大程度与脓肿部位、大小及数目有关。

2. 脓肿早期　小而散在的脓肿，脾可无特殊改变。

3. 脓肿形成期　脾实质内出现一个或数个境界清楚的类圆形无回声区，壁较厚，内缘不整齐，内部可见不规则暗区或有散在小点状或云雾片状回声。

4. 脓肿恢复期　呈类圆形实性区，壁厚，内呈较密集高回声，与正常脾组织分界清楚。

【超声鉴别要点】

1. 脾囊肿　境界清晰，囊壁菲薄，光滑明亮，内呈无回声区。

2. 脾肿瘤　多显示为脾内实性团块，边缘缺少明亮的壁，与典型的脾脓肿容易鉴别，但与未液化的脾脓肿较难鉴别。可动态观察，脾脓肿短期内变化较大。

四、脾脏实性病变

【病因与病理】

脾肿瘤不多见，包括原发性肿瘤和继发性肿瘤，前者又分为良性肿瘤和恶性肿瘤。良性肿瘤以血管瘤最多见，其次为淋巴管瘤，其他错构瘤、脂肪瘤、纤维瘤和软骨瘤均较罕见。血管瘤一般直径在 2 cm 以下，病理上分为海绵状血管瘤和毛细血管瘤。淋巴管瘤由淋巴管增生形成，多为囊状。恶性肿瘤以恶性淋巴瘤最多见，常是全身性淋巴瘤的一种表现。转移性脾肿瘤一般是指来源于上皮系统的恶性肿瘤，而不包括来源于造血系统的恶性肿瘤。

【临床表现】

脾良性肿瘤一般无临床症状。恶性肿瘤则有脾迅速增大，伴左上腹持续性钝痛、贫血、全身乏力等表现。转移性肿瘤主要表现为原发病灶引起的症状。

【超声诊断要点】

1. 脾血管瘤　脾实质内单发或多发实性略高回声的结节，边界清晰，多为圆形或类圆形，内部回声较均匀，有细管状结构（见图 12－3）。与肝血管瘤相似。

2. 脾恶性淋巴瘤　恶性淋巴组织弥漫浸润脾脏时，呈均匀低回声，脾弥漫性肿大，肿块不明显。如恶性淋巴组织局限性浸润脾脏，脾内可见多个低回声肿物（见图 12－4）。常为多发，边界清楚，大小不等；较大瘤体内部因坏死出现液化。

3. 脾转移瘤　脾脏多增大变形，脾实质内部回声分布均匀，可见强弱不等的肿块，边界清楚或不规则。有的肿瘤中心回声强，外周有较宽厚的低回声晕环包绕，显示为“牛眼征”。

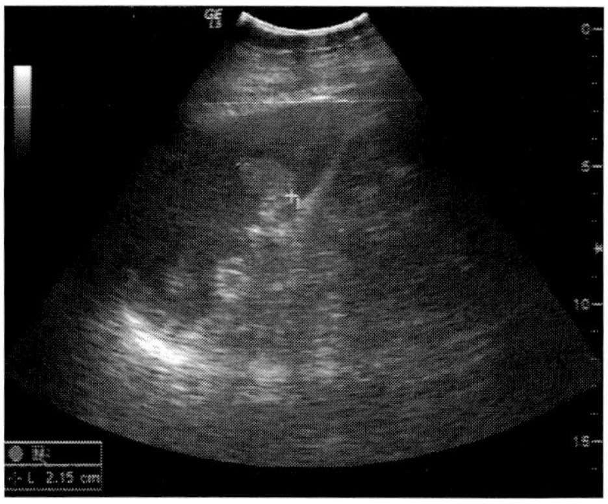

图 12－3　脾血管瘤（＋＋间强回声）

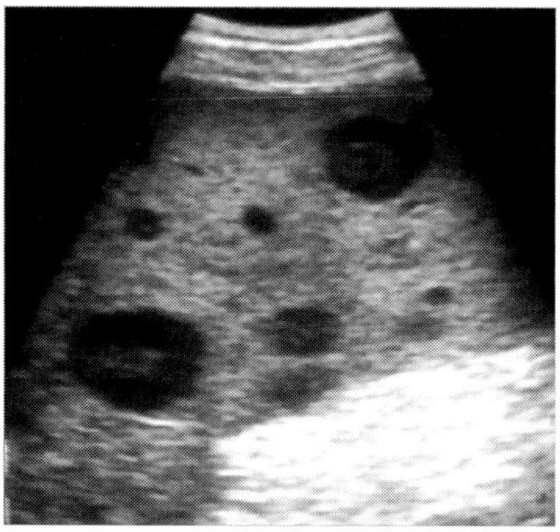

图 12－4　脾淋巴瘤，脾肿大，实质内多个、大小不等球状低回声结节，结节边界清楚

4. 脾恶性血管内皮细胞肉瘤　脾肿大，外形失常态，脾内可见强回声不均质肿块，边界不规则，无包膜，血供丰富，常伴腹水，进展快，预后差，多见老年女性。

【超声鉴别要点】

1. 当左肾上极、左肾上腺、胰尾及腹膜后肿瘤与脾紧密相连时，应注意与脾肿瘤鉴别。

2. 脾肿瘤的局灶性病变需与脾梗死、血肿、假性囊肿、脓肿鉴别。

五、脾梗死

【病因与病理】

脾梗死是由于脾内血管病变引起的脾血供障碍。血栓、癌栓、动脉硬化、血液病、肝动脉栓塞治疗时栓塞剂的反流等均可引起脾动脉血管闭塞导致脾梗死。病理上梗死局部组织水肿、坏死，继而可逐渐机化、纤维化形成瘢痕，或液化、囊性变形成囊肿。

【临床表现】

主要表现为左上腹突发性剧痛伴进行性加重，梗死灶较小时症状可不明显。

【超声诊断要点】

1. 脾可增大，但多无变形，病灶常靠近脾脏外缘部。

2. 脾内出现楔形低回声区，其尖端指向脾门。内部可有散在的条状强回声。随病程进展，梗死区纤维化和机化时，病灶回声增强，分布不均。

3. 彩色多普勒超声在梗死区不能探及血流信号。（图 12－5）

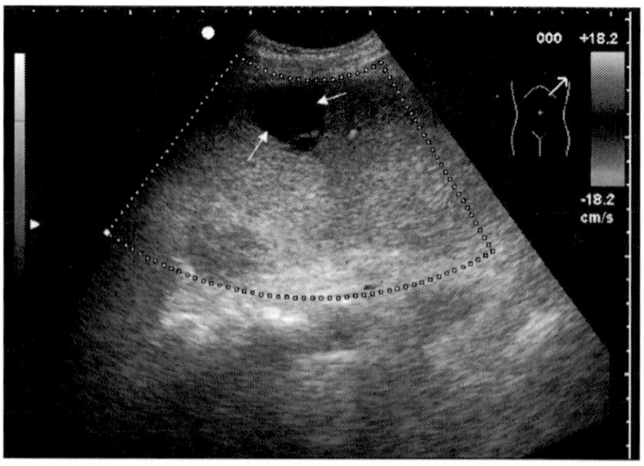

图 12－5　脾梗死 白箭头指定范围的三角状低回声为梗死区，该部位无血流彩色信号

【超声鉴别要点】

1. 脾囊肿　境界清晰，囊壁菲薄，光滑明亮，内呈无回声区。

2. 脾血肿　多有外伤史，声像图动态变化较大。

六、脾破裂

【病因与病理】

脾破裂可分为创伤性破裂和自发性破裂两类。外伤性脾破裂占腹部外伤的30%。自发性脾破裂少见，多见于血液病性巨脾。根据脾损伤的部位、范围、程度不同，分为包膜下血肿、脾实质内血肿、真性脾破裂。

【临床表现】

临床表现很不一致，其严重程度与破裂类型、失血量和速度以及伴发伤有关。

【超声诊断要点】

1. 包膜下血肿　脾实质边缘与脾包膜之间出现半月形或不规则形透声较差的液性区。

2. 脾实质血肿　轻度的脾实质挫伤表现为脾肿大，实质内回声强弱不等，范围较局限，间有不规则低或无回声区（图 12－6）。早期脾损伤可仅表现为脾肿大，少量新鲜出血可表现为脾强回声区。

3. 真性脾破裂　除有脾实质内不规则低或无回声区外，脾包膜连续性中断，边缘不规则，脾实质裂口与腹腔相通，腹腔内有游离积液。（图 12－7）

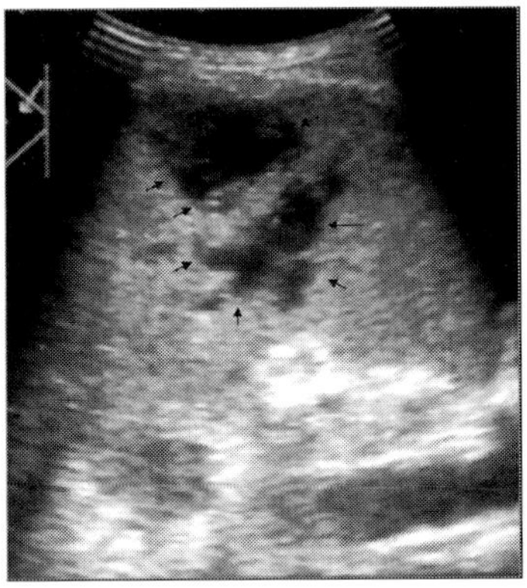

图 12－6　脾外伤血肿

黑箭头标示范围所见不规则低或无回声区为血肿

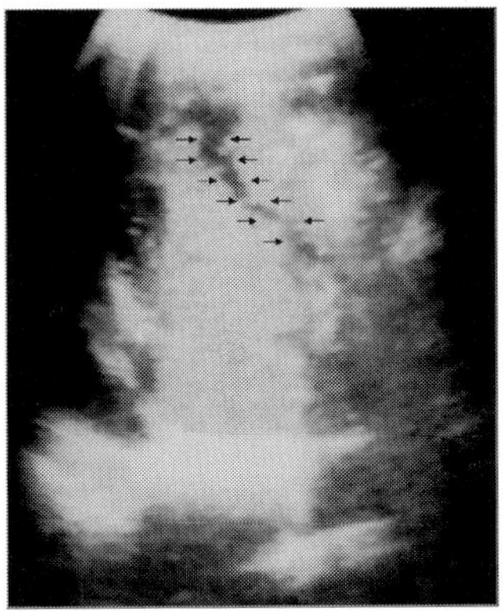

图 12－7　脾外伤破裂

黑箭头标示范围为破裂口

（赵玉珍　李建国　薛利芳）

第十三章　肾、输尿管、膀胱

第一节　肾

一、肾局部解剖

肾位于腹膜后脊柱的两侧，左右各一，形似蚕豆。内缘中间呈凹陷状，是肾脏血管、淋巴管、神经和输尿管出入的部位，称为肾门（renal hilum），出入肾门的结构总称肾蒂（renal pediculus）。排列关系由前向后依次为肾静脉、肾动脉及输尿管，从上向下依次为肾动脉、肾静脉及输尿管。肾门向内连续为一较大的腔，称为肾窦（renal sinus）。肾窦为肾动脉及肾静脉分支、肾小盏、肾大盏、肾盂和脂肪组织充填。肾实质厚 1.5～2.5 cm，分为肾皮质和肾髓质两层，肾皮质厚 0.5～0.7 cm，一部分伸入肾髓质锥体之间，形成肾柱，肾髓质由 10～12 个肾锥体组成。肾锥体的尖端为肾乳头。肾乳头与肾小盏相接，每一个肾乳头有 10～20 个乳头管开口于肾小盏。肾盂在肾窦内向肾实质展开，形成 2～3 个大盏和 8～12 个小盏，肾盂的大部分位于肾窦外者称为肾外肾盂，肾盂位于肾窦内者称为肾内肾盂。

二、超声检查方法

（一）检查前准备

一般无需特殊准备，检查前无须大量饮水。输尿管检查应空腹或少量饮水；必要时可服适量缓泻剂或消胀药物以清洁肠道。

（二）仪器与调节

1. 灰阶实时超声诊断仪　可以使用相控阵、凸阵或线阵探头。探头频率多选择 2.5～7.0 MHz。儿童或消瘦体型者选择频率较高的探头。

2. 彩色多普勒超声仪　需选择较高质量、对低速血流敏感的仪器。条件调节到肾内动、静脉血流测量预置条件。

（三）正常超声切面

1. 肾长轴切面：探头在侧腰部或后背部纵置，头侧端稍向后内倾斜。肾呈蚕豆状，位置较深。深方为脊柱和腰大肌，其上前方是肝右叶或脾；肾下极的前方为结肠。肾门位于肾的中部，向内凹陷，肾动脉、静脉和肾盂与输尿管交界处由此出入呈较强回声。实质为均匀的较弱回声。此切面可测量肾的长径、宽径、皮质的厚度，寻找扩张的输尿管；也是彩色多普勒显示和测量肾内各分支血管的最佳切面。（图 13－1）

2. 肾短轴切面　探头在侧腰部或后背部垂直长轴斜置，肾脏呈椭圆状。肾门处呈马蹄形，肾门的内凹朝向脊柱。（图 13－2）

（四）注意事项

1. 经腹超声检查肾时，若遇胃肠气体的干扰和遮盖，需变换体位和扫查切面，以期获得清晰的肾切面图像。

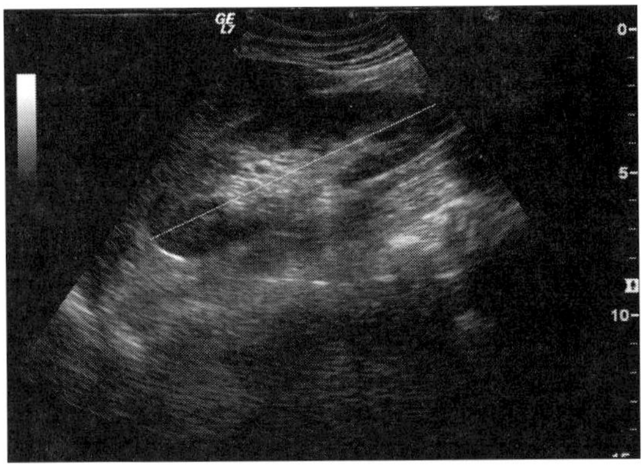

图 13－1　正常肾长轴和肾长径测量

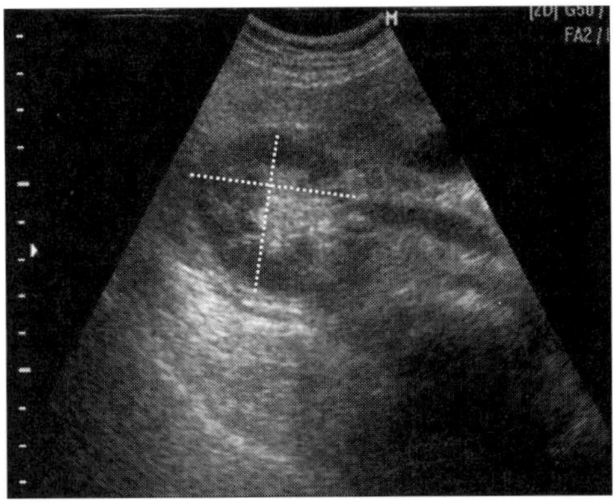

图 13－2　正常肾短轴
肾前后径与横径测量，需显示肾门

2. 测量肾各个径线时，应选择主轴切面获得准确数值。
3. 测量肾盂宽度时，应在排尿后进行。
4. 测量肾内血流，侧腰部肾冠状切面效果较佳。

三、正常肾声像图特点

1. 肾轮廓线　由肾周筋膜及其内、外脂肪形成，呈较高回声。肾实质位于肾窦回声与肾轮廓线之间，为较低回声。

2. 肾实质分两个部分　（1）肾髓质：肾髓质又称肾锥体，为放射形排列在肾窦周围的卵圆球状或圆锥形结构，回声低于肾皮质。（2）肾皮质：位于肾髓质外层，一部分伸入肾锥体之间，称为肾柱。回声略高于肾髓质，但低于肝和脾的实质回声。

3. 肾窦　肾窦包括肾盏、肾盂、血管和脂肪等组织，又称为肾中央集合系统。肾窦回声通常是一片近似椭圆球状的高回声区，和腹膜后大血管周围脂肪组织的回声强度相仿，此结构部分稍向肾实质延伸，边界不整齐。

4. 肾血管　肾动脉自肾门进入肾脏，在肾内显示五支段动脉，即上极支、下极支、前上支、前下支和后支。由此分出的，位于肾柱内的叶间动脉和肾髓质与肾皮质交界处的弓状动脉，肾皮质内的小叶间动脉，相应的肾内静脉和肾静脉主干同时显示。

四、先天性肾发育异常（图 13－3）超声表现

1. 肾缺如　单侧肾缺如表现为健侧肾脏代偿性增大，结构正常，血流速度稍快，患侧肾窝和其他部位未发现肾。

2. 重复肾　肾窦回声分为上下两团，不相连。当重复肾积水时，在肾上极常可见到一个无回声区。肾盂积水往往合并输尿管积水。

3. 肾发育不全　可单侧或双侧——患肾体积缩小，肾内结构显示尚清，肾实质变薄，血流较正常减少。一侧发育不全时，对侧肾代偿性增大。

4. 融合肾　根据融合的部位不同，分为同侧融合肾、马蹄铁形肾、“S”形肾、团块肾。其中马蹄铁形肾较多见，双肾下极融合结构横行在下腔静脉和腹主动脉前方，内部回声以肾

实质结构为主，肾窦结构不明显。彩色多普勒超声有助于确诊。

5. 异位肾　肾位置异常，通常位置移到下腹腹膜后间隙甚至抵达盆腔，也有进入腹膜腔形成腹腔游走肾。异位肾形态稍异，结构基本正常。彩色多普勒超声显示肾血流特征，尤其是探及肾蒂血流归属是确诊关键。

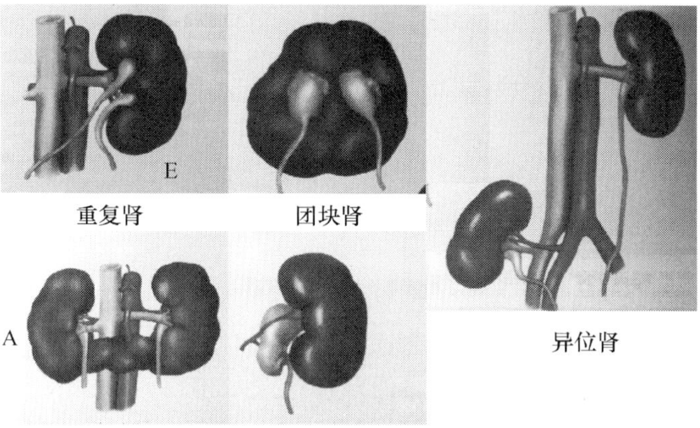

图 13－3　常见先天肾发育异常

五、肾积水声像图

正常肾生理性扩张一般发生在过度憋尿时，一般宽度不超过 1.0 cm，随排尿后将逐渐变小、消失，持续性扩张达 1.0 cm 或以上者可确诊为肾积水。

1. 肾窦内肾盂扩张，出现液性无回声，形态饱满；扩张的肾盏与肾盂相通使扩张边缘呈花瓣状；或称为“手套”征。扩张的肾盂与扩张的输尿管相通，状如烟斗，故称为“烟斗”征。(图 13－4)

2. 随积水发展肾形逐渐增大；

3. 肾实质变薄或消失。

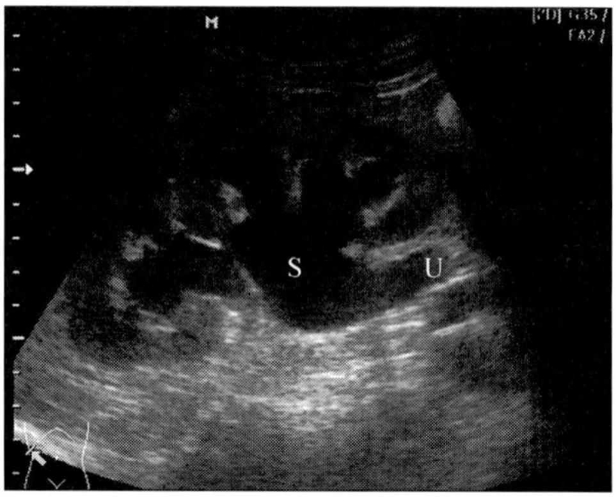

图 13－4　肾盂扩张

肾盂（S），输尿管（U）

六、肾囊肿的分型和声像图表现

1. 分型　肾囊肿一般分孤立性肾囊肿、多发性肾囊肿和多囊肾三类。

2. 超声表现

(1) 孤立性肾囊肿

①可发生在肾实质任何部位；

②近边缘者和较大者向肾表面隆突；

③囊肿呈圆球状或椭圆球状，囊肿壁薄，内壁平滑，囊肿后方回声增强；

④囊肿外的肾实质部分回声完全与正常肾相同。(图 13－5)

(2) 多发性肾囊肿

①肾实质内肾囊肿数量超过两个称为多发性肾囊肿。

②每个囊肿与孤立性囊肿完全相同，

③邻靠的囊肿互相挤压失去圆球状形态。

(3) 多囊肾　病因同多囊肝。典型多囊肾声像图特点为：

①肾体积明显增大，肾形态异常；

②肾内多发大小不等、形态各异囊肿；

③肾实质回声增强；

④囊肿遍布整个肾脏时肾实质结构不清；

⑤常伴有肝、胰腺等多囊病变。(图 13－6)

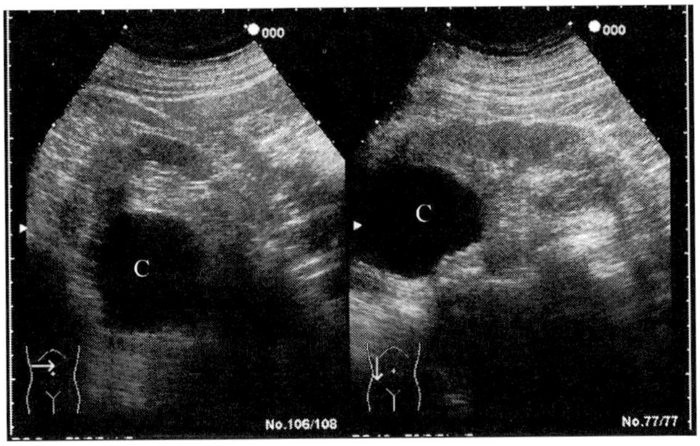

图 13－5　肾囊肿

左图：右肾短轴；右图：右肾长轴；单发囊肿（C）

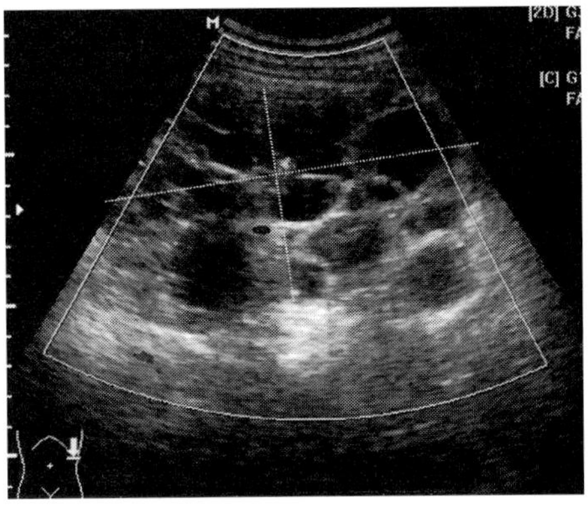

图 13－6　多囊肾

左肾明显增大，正常肾脏结构消失，为广泛散布、大小不等的囊肿充填（十字线范围）

七、肾肿瘤

1. 肾细胞癌　又称肾癌，分为透明细胞型、颗粒细胞型和未分化型三种。多发生于一侧肾，少数为双侧。早期肾癌无明显症状，无痛性肉眼血尿是最早的信号，或在超声检查时发现。位于肾边缘向外生长的癌肿，出现血尿较晚，甚至不出现血尿。

肾癌声像图：

①小肾癌呈圆球状或椭圆球状；

②病变处肾结构不清；

③2～3 cm 直径的小肿瘤有时呈高回声区；

④4～5 cm 的中等肿瘤多呈低回声区；

⑤巨大肿瘤内部呈不均匀回声区；

⑥小肾癌边界清楚，大肾癌边界欠清，常呈分叶状；

⑦肾癌周边和肿瘤内部血流信号丰富；(图 13－7)

⑧但少数肿瘤内部血流甚少。

肾癌累及肾静脉时肾静脉增宽，腔内有实质低回声，累及下腔静脉时，自肾静脉入口向心脏方向的下腔静脉内出现癌栓低回声，肾静脉入口以前的下腔静脉可发生血栓，彩色多普勒超声检查见肾静脉、下腔静脉血流受阻，血流速度减慢或中断，癌栓内有不规则血流信号和动脉频谱。

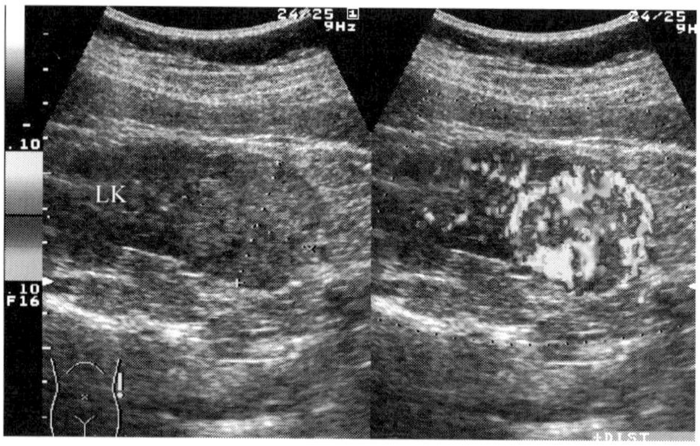

图 13-7　左肾癌

左图：左肾下极等回声肿物，边界欠清晰；右图：肿块周围及内部血流丰富

2. 肾盂癌声像图

1）肾窦内可见实性低回声肿物；

2）肾窦区扩大或呈分叶状，边界清楚，部分肾盂积液扩张；

3）肾外形较饱满；

4）肾周淋巴结肿大；

5）彩色多普勒显示肿瘤体内有彩色血流，频谱可见有动脉波形，RI 变化不一。由于肿块的挤压，肾窦内的血管受压移位，受压动脉的 RI 明显大于邻近未受压动脉的 RI。

3. 肾母细胞瘤　又称肾胚胎瘤或 Wilms 瘤，主要发生于 2～4 岁的小儿，肿瘤多在鸡蛋大至儿头大小，圆球状或椭圆球状，表面光滑，有假包膜。

声像图表现：

①肿瘤部位形态饱满膨大；

②残存正常肾组织被挤压在一侧，不易被发现；

③因肾盂受压使数个肾盏积水；

④肿瘤实质呈不均匀低回声；

⑤淋巴转移时在肾门附近的淋巴结肿大。

4. 肾血管平滑肌脂肪瘤　是一种最常见的肾脏良性肿瘤，由成熟的血管壁、平滑肌和脂肪组织交织构成。较大的肾血管平滑肌脂肪瘤容易发生内部出血（图 13-8）。

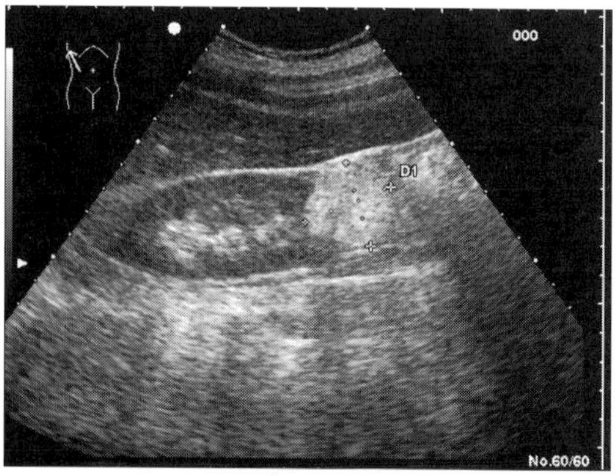

图 13-8　右肾下极血管平滑肌脂肪瘤

右肾下极强回声性肿物边界清楚

血管平滑肌脂肪瘤声像图：分为两种类型

一种为边界清晰的圆球状强回声，和肝脏血管瘤相似；

另一类型呈洋葱片样，声像图上由均匀的条

片状高回声和低回声平行排列组成。

八、肾周围血肿

分为外伤性肾周围血肿、自发性肾周围血肿。

1. 极少量新鲜出血为片状高回声；

2. 少量血肿时常呈月牙形的弱或低回声；

3. 凝血和机化的部分使血肿回声增强，回声不均；

4. 肾穿刺所致的血肿位于肾下极，大量血肿积聚于肾脂肪囊内，使肾脏浸泡其中。

九、肾感染和弥漫性疾病

1. 肾盂肾炎

（1）急性肾盂肾炎肾盂壁回声增强，形成双层回声，若出现明显积水，肾盂腔扩张呈无回声。

（2）慢性肾盂肾炎　早期声像图不明显，随病程发展，肾脏逐渐弥漫性缩小，表面不光滑或高低不平，肾内结构显示欠清或消失，实质部分回声稍见增高。

2. 肾脓肿　肾增大，肾实质内的脓肿为一类圆球状低回声区，边界不清，脓肿与周围组织粘连处的肾轮廓线中断。

3. 脓肾　肾的严重化脓性感染称为脓肾。整个肾成为一个脓性囊腔。脓肾声像图和肾积水相似，但回声水平稍高，约在低至等回声，内部回声杂乱不均匀。

4. 肾结核　常为单侧发病，极少数累及双侧肾。病理改变主要有增殖、纤维化或硬化、干酪空洞形成和钙化，这几种病理变化往往混合存在，结构变化复杂。

超声图像表现有四种：

1）早期空洞型：声像图表现可正常，或肾髓质内可出现边缘不规则的低回声区或无回声区。肾窦排列紊乱。

2）结核性肾积脓：肾明显增大，包膜凹凸不平，肾盏、肾盂明显扩张，有时两者分界不清，在无回声区内有细小的点状或云雾状回声，变换体位时上述回声有翻滚现象。局部可伴有不规则斑点状强回声，声影较弱。

3）混合型：肾肿大，边缘凹凸不平或局部有膨隆，内部结构紊乱，回声复杂多变。肾实质或肾盏区显示单个或多个低回声或无回声区，其边缘不光整，形态欠规则，内部也有云雾状回声，或混有不规则高回声。肾窦受压变形，回声不规则。可出现小钙化。

4）钙化型：肾外形不规则，表面隆突不平或呈结节状，肾盂和肾盏出现形态不规则团块状或斑片状强回声，有明显声影。

十、肾结石

声像图表现主要是结石强回声（图 13－9）。

1. 结石为点块状至团块状；

2. 更大结石随所在部位形态铸构，表现为表面的条带状强回声；

3. 结石后方常有声影；

4. 小结石常位于肾下盏后部；

5. 肾结石伴有肾积水者，在积水的远端能发现嵌顿的结石强回声（图 13－10）；
6. 海绵肾的结石甚小，出现在肾窦的边缘，呈放射形排列；
7. 肾钙质沉淀症的钙化在锥体，局部结构完整呈强回声，但无声影；
8. 钙乳症一般出现在肾盂源性囊肿内，也可出现在肾盂内；
肾盂肾盏内小结石的超声诊断：
1. 结石呈小块状或椭圆球状；
2. 小结石的声影常不明显或仅为淡声影；
3. 结石主要分布在肾窦内或肾窦边缘；
4. 结石部位的肾盂或肾盏常存在少量尿液。

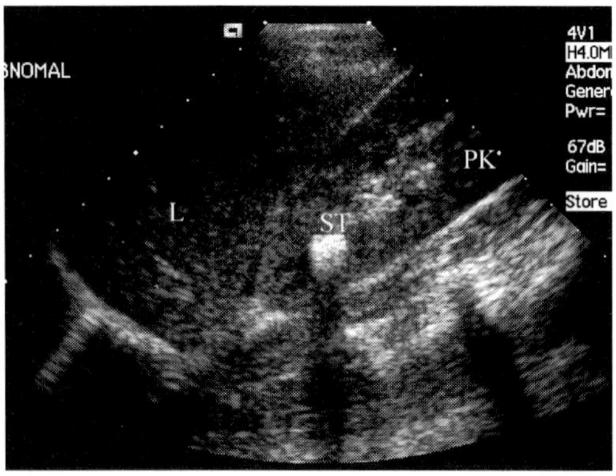

图 13－9 肾上极结石
结石为强回声，伴有声影

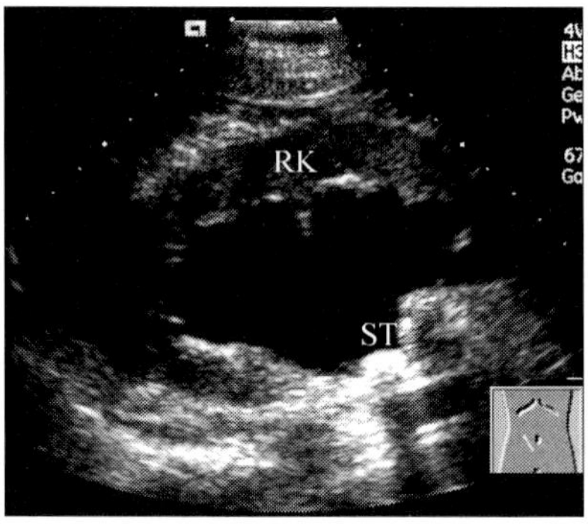

图 13－10 右肾结石
肾盂扩张，结石强回声（ST）后方伴有声影

十一、移植肾、无功能肾、肾衰竭

1. 移植肾声像图　移植肾位置表浅，紧贴腹壁。肾内回声无明显变化，肾体积略大于正常肾。移植肾发生急性排异时，最明显的征象是肾体积迅速增大；慢性排异时，肾体积渐次增大，然后再逐渐缩小，肾窦回声减少乃至消失，最后肾萎缩。移植肾的肾周围血肿、肾旁脓肿、尿外渗局部尿液积滞形成的尿液囊肿、淋巴囊肿和吻合口动脉瘤均表现为肾旁低回声区或无回声区。结合病史对鉴别有帮助。

移植肾彩色多普勒超声检查：无排异时，肾内血流丰富，肾动脉和肾静脉及其分支的血流通畅，肾内血管树丰富完整。发生排异时，尤其是急性血管性排异，彩色血流明显减少，阻力指数（RI）对鉴别移植肾的排异反应有重要意义。RI≥0.85 为急性肾排异。

2. 无功能肾　常因肾积水、肾结核、肾结石、多囊肾、慢性肾炎、肾积脓、肾肿瘤、肾发育不全等引起。需要根据各病的超声表现，结合彩色多普勒超声检查和临床资料确诊。

3. 肾衰竭

（1）急性肾衰竭声像图

肾前性急性肾衰竭时，双肾声像图正常。

肾后性急性肾衰竭，为双侧肾盂积水；或为一侧肾盂积水，另一侧肾毁损、肾发育不全或肾缺如。

肾性急性肾衰竭的双肾增大，肾皮质回声增强、增厚，肾锥体肿大呈圆球形，回声极低。

（2）慢性肾衰竭声像图

肾衰竭终末期的两肾缩小，肾皮质回声增强，肾皮、髓质分界不清、肾窦回声不明显或消失，整个肾呈均匀中等回声，正常肾结构消失。

肾功能代偿期的双肾可能没有异常发现，或仅有肾实质回声增强。

氮质血症期和尿毒症早期的肾脏声像图介于上述两者间。

肾功能不全越明显，血流信号越少。在肾功能代偿期为高速低阻频谱；肾衰竭期为低速高阻频谱。阻力指数与肾功能损害的程度成正相关，而与肾皮质厚度成负相关。

十二、肾动脉疾病

1. 肾动脉狭窄　患侧肾体积缩小。肾动脉狭窄处血流速度加快，阻力增大，峰值流速可高于 180 cm/s。狭窄远端血流色彩杂乱。

2. 肾动脉瘤　肾动脉主干或初级分支呈囊性扩张，呈弱回声区或无回声，有搏动感。有时可见壁间钙化或附壁血栓，彩色多普勒超声在囊性区内呈现血流信号，并可引出动脉涡流频谱。

第二节　输　尿　管

一、输尿管解剖

位于腹膜后，起自肾盂，终于膀胱三角。分为上、中、下三段。跨越髂动脉处以上为上段，中段自髂动脉到膀胱壁，下段为膀胱壁内段。

二、检查方法及正常输尿管超声表现

1. 检查方法

（1）侧腰部冠状切面扫查　沿肾门积水的肾盂寻找到输尿管，然后往下追踪扫查，可显示积水的输尿管上段。正常的无充盈输尿管超声图上不易识别。

（2）经背部肾区纵向扫查　经肾找到积水肾盂后往下追踪寻找积水输尿管，可显示上段输尿管，直到髂嵴。

（3）下腹部探测　首先找到髂血管，在髂血管前方寻找积水的输尿管横断面。输尿管不显示彩色血流，可与血管区别。

（4）下腹部经膀胱探测　膀胱充盈下探头横断扫查，在膀胱后方两侧可显示积水的输尿管，呈圆球状。纵向扫查，先找到输尿管出口，向上追踪扫查，可显示膀胱壁间段输尿管和膀胱后方的输尿管。

2. 输尿管声像图　大量饮水后，输尿管呈两条平行带状回声之间夹有一条无回声带，内径 2～4 mm，有蠕动。彩色多普勒超声在输尿管膀胱出口可探及瞬间出现的锥柱状的排尿彩色喷射现象，而阻塞侧彩色柱细小，完全阻塞者消失。

三、输尿管结石、积水及肿瘤

1. 输尿管积水　输尿管增宽，内部为无回声。轻度积水的无回声带一般在1.0cm以下，重度积水可达2.0cm或以上，盆腔的巨输尿管迂回扭曲，在切面图上常呈多个囊性区，切勿误认为囊肿。

2. 输尿管结石　扩张积水的输尿管腔内远端出现结石高强回声。常为块状、弧状或条带状，伴有后方声影；输尿管内径大小和结石横径基本相似。（图13-11）

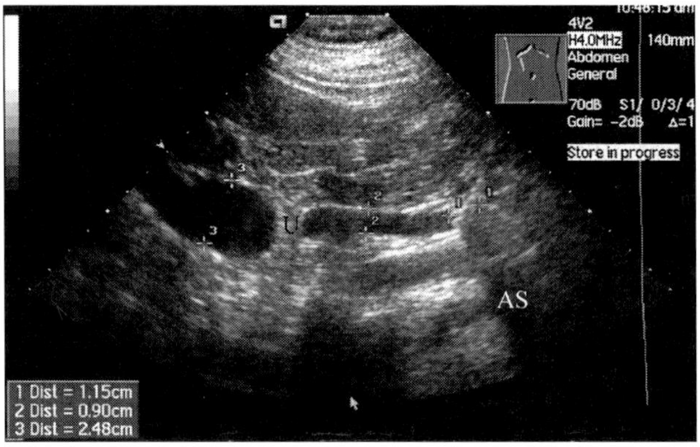

图13-11　右输尿管扩张伴结石

输尿管扩张，远端见条状强回声为结石，后方伴有声影（AS）

3. 输尿管肿瘤　肾盂和输尿管积水，扩张的输尿管远端阻塞，可见到低回声肿瘤。患侧输尿管膀胱出口排尿彩色喷射现象消失。

第三节　膀胱及尿道

一、膀胱及尿道解剖

成人膀胱位于骨盆腔内，婴儿位于腹部。膀胱分前壁、后壁、左侧壁、右侧壁、三角区、颈部、底部和顶部。三角区位于膀胱后下部，三角的尖端为两侧输尿管出口和尿道内口。

男性尿道分为前、后两部。后尿道位于盆腔内，包括前列腺部和膜部尿道。前尿道由尿道海绵体包绕，分为球部尿道和阴茎部尿道。女性尿道位于耻骨联合后，阴道前壁中下部之前，开口于前庭。

二、检查方法及正常超声表现

经腹壁膀胱检查在小腹耻骨上区、腔内检查有经尿道、经直肠途径检查。正常膀胱排尿后基本无尿液残留。尿液充盈时，膀胱壁呈一条平整、光滑的细条带状回声；充盈不足时，黏膜表面不平。

男性后尿道可采用经直肠扫查，前尿道选用高频探头，经会阴、阴茎探测。女性尿道可采用经直肠、经阴道扫查。

尿道静止期和排尿期表现不同。静止期呈线状低回声或不显示。男性尿道排尿时呈弧形无回声带；开放的前列腺部近段呈漏斗状；充盈的球部尿道近段呈平滑鸟嘴状。女性排尿期尿道内口与近段尿道开放呈漏斗状。

三、膀胱肿瘤

膀胱三角区是肿瘤的好发部位，肿瘤向膀胱凸起并向膀胱壁深方浸润。乳头状瘤、分化良好的移行上皮乳头状癌的瘤体向膀胱腔内凸起。分化不良的乳头状癌基底宽，瘤体的一部分凸向膀胱，另一部分浸润肌层或向外凸起，肿瘤生长部分的膀胱壁回声零乱不清，鳞状上皮癌和腺癌基底也宽广，浸润肌层较早，病变膀胱壁回声往往显示不清楚。（图13－12）

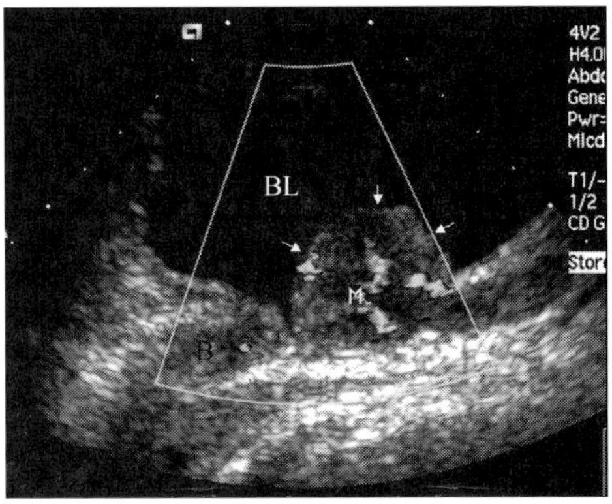

图 13－12　膀胱癌

膀胱（BL）充盈，后壁三角区隆起低回声为癌瘤（白箭头指示处），瘤体内血流信号丰富；B：肠管

四、膀胱结石、异物和血块

膀胱结石呈强回声，但回声强度略有差别。结石回声多有声影，但是小结石的声影不明显，若声束部分绕过结石时，声影也可以不明显。结石随体位改变向重力方向滚动。膀胱异物随体位改变而移动，形态特征和了解的病史（送入物体的形态）基本一致。膀胱内血块的回声颇像膀胱肿瘤，但略呈扁平状而且较大，膀胱壁回声清晰完整，改变体位时，血块回声沿重力方向缓慢飘移（图 13－13）。

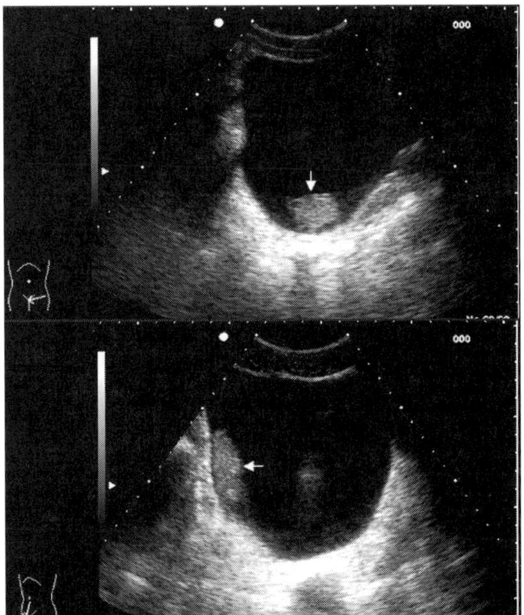

图 13－13　膀胱血块

上图：血块呈团块状位于后壁；下图：变为右侧卧位后，血块缓慢移动到右侧壁，变为薄片状

第四节　前列腺和精囊

一、前列腺及精囊解剖

传统的前列腺分叶法把前列腺分为左右侧叶、后叶、中叶和前叶。左右侧叶最大，是前列腺增生的多发部位。后叶是癌的好发部位。

新方法按带区划分：分为内腺和外腺两组带区。前者对性激素敏感，是前列腺增生多发部位，后者是癌肿的好发部位。内腺包括尿道周围组织和移行区，外腺包括周缘区和中央区。

精囊腺位于前列腺上方、膀胱底与直肠之间，左右各一，为一前后扁平的豆角状囊性体。

二、正常前列腺和精囊声像图

前列腺、精囊横切面声像图：正常前列腺横切面图呈左右对称的栗子形。包膜回声呈形态整齐的增强条带状回声，内部回声为散在的细小点状回声，均匀分布。前列腺基底部的横切面图，在前列腺的两侧，各有低回声区，是为精囊。

前列腺、精囊纵切面声像图：正常前列腺呈椭圆球状，其尖端向上后方，正中线矢状切面图可见到尿道口呈微微凹入。将扫查方向移向两侧，在膀胱底部的后方见到左右精囊回声，呈条状低回声区。

准确的前列腺测量应强调经直肠腔内检查下实施。

三、前列腺增生症超声表现

前列腺增生症声像图

（1）前列腺对称性增大，形态饱满，呈圆或接近球状，前后径增大程度比横径明显。

（2）边界整齐、清晰。

（3）向膀胱凸出。

（4）内腺外腺比例异常　前列腺增生时，内腺增大，外腺受压，内外腺比例为 2.5∶1 直到 7∶1 以上。

（5）实质内增生结节。

（6）前列腺结石。

（7）膀胱壁小梁小房形成。

（8）残余尿量增多和尿潴留。

（9）常见并发症有：膀胱结石，双侧肾盂积水和输尿管逆流。

（10）前列腺实质内血流丰富。

四、前列腺癌

较小前列腺癌超声图像极不明显，单凭超声图像诊断困难，必须依靠超声引导下穿刺活检。较晚期前列腺癌的超声可表现为：

（1）前列腺实质内边界模糊不整齐的低回声，图像透声差，尤以外腺多见，并向外方突隆。少数病例出现点状、斑状或团状形态不规则的强回声，伴有或不伴有后方声影，浸润型腺癌无明显边界。

（2）前列腺左右不对称。

（3）边界不整齐，高低不平。

（4）浸润邻近组织。

（5）硬度增加。

（6）腺癌血流较丰富，血管分布杂乱。

五、其他前列腺疾病

1. 前列腺结石　发生于前列腺腺泡内，常为多发、圆球状、分散于实质内的小结石。合并前列腺增生者，由于内腺的增生，实质内的小结石被挤压到内外腺交界处排列成弧形。

2. 前列腺脓肿　前列腺肿大，内部回声多变，液化者为低回声，未液化者回声不均匀。脓肿向周围穿破者，包膜不完整。

3. 前列腺囊肿　前列腺内出现圆球状、椭圆球状的液性区，后方回声增强。

4. 慢性前列腺炎　前列腺大小变化不大，包膜清晰，左右对称，内部常见大小不一、分布不均的增强回声斑。

六、精囊疾病

（一）精囊肿瘤

原发性精囊肿瘤较为罕见。主要为精囊癌和精囊囊肿，以前者为主。声像图表现：

1. 精囊肿瘤　精囊增大、外形失常，边界模糊不清。内部正常条束状结构中断或消失，出现边缘不规则，回声强弱不均的结节。

2. 精囊囊肿　精囊处出现囊肿样改变，囊肿内部为无回声，囊壁菲薄，后方回声增强。囊肿可占据精囊的一部分或全部，使其失去正常形态。

（二）精囊炎声像图表现

1. 急性精囊炎　精囊轮廓明显增大，前后径＞1.5 cm，左右叶及双叶均可增大。精囊张力增加，近似椭圆形。表面盘曲部分伸直如蚯蚓状。囊壁模糊不清，回声增强。囊内回声减低，其间有散在的点状回声。精囊血供明显增多，血流速度增高，阻力指数降低。

2. 慢性精囊炎　精囊增大的程度较急性期为轻，多正常大小。呈梭形，其远端呈椭圆形。原有的盘曲状表面不明显或消失，壁僵直、增厚。黏膜皱襞回声增强、粗糙、呈断续状，精液内点状回声增多且粗亮、浑浊、有斑点状或条状强回声散在分布，透声减弱。精囊内及左右边缘可见散在的斑点状彩色血流信号显示，多为动脉频谱。

（三）精囊结石声像图表现

结石多位于精囊后壁前方，在精囊低回声区内显示单个或多个粗点状强回声，较小的结石多无声影。较大的结石呈圆形或椭圆形强回声，后方伴有声影。一般见于慢性精囊炎患者，具有慢性精囊炎和结石的声像图表现。结石常为数毫米大小，典型者在精囊内见强回声伴有声影。

（孙心平　李建国）

第十四章 胃 肠

第一节 胃、小肠及大肠解剖

一、胃

位于上腹部，分成胃底、胃体、胃窦三个部分，约 4/5 在中线左侧，1/5 在中线右侧。胃小弯侧和胃前壁小部分与肝左叶脏面相邻，余前壁大部分贴近腹前壁。胃底上方被左横膈覆盖，外后方靠脾脏。胃后壁隔着小网膜囊与胰腺、膈脚、左肾、左肾上腺及腹膜后大血管等相邻。

二、小肠

分为十二指肠、空肠、回肠三部分。十二指肠分为球部、降部、水平部和升部。球部前方是胆囊，后方是胆总管，下方是胰头。球部在肝门处向下转为降部，内邻胰头，后方与右肾相邻，前跨横结肠，其内侧壁中部是十二指肠乳头。空、回肠无明显界限，前者位于腹部左上，后者位于右下。

三、大肠

包括盲肠、阑尾、结肠和直肠。

第二节 检查方法与正常胃肠超声表现

一、胃肠超声检查包括

经腹壁胃肠超声检查、术中胃肠超声、内窥镜腔内超声和胃肠肿瘤超声引导下穿刺。

1. 经腹壁胃肠超声检查　经腹壁胃肠超声检查是最基础的检查方法。包括空腹常规检查和胃肠充盈检查法（胃肠超声造影）。空腹常规检查的内容包括整个腹部，以了解胃肠区管腔或管壁有无病理阳性所见，发现和验证肿瘤的存在，判断有无腹部转移。胃肠充盈超声检查法是通过饮食或灌注有利于超声波显像的液体充盈胃肠受检区而实现的胃肠检查法。充盈检查法能提高胃肠病变的检出率，使疾病的诊断和鉴别诊断更准确。在实时超声观察下，观察胃肠管壁蠕动情况，了解胃腔充盈和排空功能。

2. 胃肠肿瘤的术中超声检查　胃肠肿瘤的术中超声探查是在手术中完成的一种特殊胃肠超声检查。用于胃肠恶性肿瘤或较复杂的疾病手术中。通过分辨率较高的术中探头发现微小肝脏转移灶、寻找可疑肿大淋巴结，了解肿瘤的深方浸润情况、确定肿瘤的临界，估计肿瘤的切除可能性，帮助选择最佳手术方式，决定手术的切除范围，清扫可疑的转移病灶。

3. 超声引导下穿刺活检术　超声引导下穿刺活检是在实时超声引导下，对于超声可以观察到的占位性病变进行穿刺的一项介入性超声技术。被证明能用于胃肠肿瘤取材活检，还可以用于胃肠囊液性占位性病变的确诊和治疗。

4. 内窥镜超声（Endoscopic ultrasonography，EUS）　内窥镜超声是内窥镜和超声共同完成对于食管、胃、十二指肠和大肠及其周围的检查的一种综合诊断技术。两项技术的结合使疾病的诊断准确率明显提高，对食管、胃、十二指肠、大肠等部位肿瘤的形态学、结构学以及组织病理学的判断更加客观可信，能发现较小癌瘤，确定肿瘤的周围浸润和转移；尤其对胃肠黏膜下病变的诊断可以弥补内窥镜和放射检查的不足。在EUS引导下对肿瘤穿刺活检的新技术明显改善并提高了内窥镜活检的准确率。此方法还可以用于对纵隔、胰腺、胆道系的检查。

5. 直肠腔内超声检查　使用硬式直肠腔内探头，对直肠管壁以及直肠壁周围脏器和结构的一种检查技术。

6. 超声新技术在胃肠的应用　彩色多普勒超声技术也被用于胃肠肿瘤、食管及胃底静脉曲张、肠套叠、腹壁疝、急性阑尾炎和其他炎性疾病的病变区以及所属血管的血流变化。

二、胃肠超声检查的准备

1. 设备条件

（1）仪器　高分辨力实时超声诊断仪可对脏器进行动态观察；90年代推出的二维彩色多普勒超声仪除能对病变内及其周围的血流观察外，还能了解胃肠腔内的液体流动等功能。内窥镜超声需要配备超声仪器和常规内窥镜检查器械。

（2）探头　经腹部超声检查当选用凸阵型探头，探头频率：3.5～10.0 MHz，一般以3.5.～5.0 MHz最常用。手术中选用近场较高频率探头，一般以5.0～12.0 MHz的平行线阵式探头最适宜。

内窥镜超声探头的频率选择范围多在7.5～20 MHz之间，主要根据检查部位和病变大小决定，高频率探头的声波穿透力差，不适于检查较大的或管腔外肿瘤。最新型的微细型内窥镜超声探头（Micro－probe；Mini－probe）的直径仅1.0 mm左右，能通过普通的内窥镜活检孔道送至检查部位，检查中途可以根据需要更换不同频率或类型的探头，比传统的固定式内窥镜超声探头方便灵巧。

直肠腔内超声探头的频率多为5.0～10.0 MHz。

超声引导下穿刺探头的频率选用3.5～4.0 MHz，微凸型探头、小型相控阵探头配以穿刺引导架最为理想。

2. 胃肠充盈检查法

（1）胃肠充盈检查意义是

1）胃肠充盈剂能克服胃肠内气体以及食物碎块在声像图中造成的干扰；

2）对胃壁的厚度准确地测量；

3）发现胃肠管壁增厚样改变，并和粗大黏膜皱襞进行鉴别；

4）发现溃疡凹陷，诊断溃疡性病变；

5）显示肿瘤等病变的形态、大小、范围、内部结构，确定病变的位置；

6）对胃肠黏膜病变和黏膜下病变进行诊断和鉴别诊断；

7）观察恶性肿瘤的侵及深度；

8）区别胃肠壁或外生的肿瘤，对胃肠壁受压现象作出客观提示；

9）了解胃肠的蠕动和排空功能；

10）提高胰腺和腹膜后结构的显像效果；

11）胃肠腔病变（如结石、异物等）的显示；

12）胃肠三维超声成像重组。

（2）胃肠充盈剂的类型

根据物质在胃内的超声成像效果分为无回声型和有回声型两种。

1）无回声型超声胃肠充盈剂

是最常用、使用最方便和效果最好的胃肠充盈显影剂。含气类充盈造影剂主要是含碳酸氢钠的饮料，以市场上优良品质的汽水最为理想，但不适用于寒冷季节。在胃充盈早期，借助液体内均匀小气泡的强回声可以了解液体的流动情况，从液体中产生的气体可以通过患者打嗝的方法排除，不会干扰图像。

无气类充盈显影剂以脱气水为主，茶水和市售不含碳酸氢钠的纯液体饮料、甘露醇、生理盐水等属于无气类充盈显影剂。内窥镜超声检查使用温白开水即可。

中药制剂如胃快速显像液，藿香正气水等属于无回声型，这类物质需要和一般饮用水混合使用，显像效果取决于稀释液体的质量，和其他相同类型物质比较无特点。试验证明：产品中没有能在胃腔内和气体、黏液发生化合作用而达到消气和消除黏液效果的物质。

2）有回声型超声胃充盈剂　主要是一些谷物经研磨加工的细粉剂。显像效果的关键在于粉剂的颗粒。宜选用精细均匀，黏稠度小的物质。调制的浓度也影响成像的质量。过于稠厚时，易出现声波衰减。影响黏膜和深方的图像。此类物品除可以用作胃肠充盈超声检查外，还可用于胃充盈排空实验。单纯淀粉类调制的稀糊黏稠度比较大，到达胃腔后不能和胃内液体迅速混合，显像效果不满意，已经不再使用。

（3）胃肠充盈造影剂的使用方法

1）口服法　检查上消化道，一般都以口服法为主要方式。

2）注入法　用注射器通过鼻饲管将充盈剂注入；内窥镜超声也是通过此方法注水达到充盈的目的。

3）灌肠法　用于大肠的充盈超声检查。

（4）用量

成人一般饮用液体量在500～600 ml时即可满足胃检查的需要，胃功能试验的用量根据需要制定。小儿则根据年龄和病情掌握用量。

检查小肠的充盈显影剂用量约是胃检查的二倍，可在胃充盈检查前后嘱受检者分两次饮下。

灌肠用液体需一次备足，约2000～2500 ml，小儿用量可以减半。实际灌肠用量根据患者的年龄、体型、病变的位置和性质决定，以超声充分显示病变区域，患者能够耐受为基本原则。

3．检查前准备

（1）胃、小肠超声检查前准备

1）检查前一日晚餐进流食，其后禁食，查前4小时内禁水，检查前排净大便。

2）隔夜胃内潴留物一般不会影响检查效果，无须做胃肠减压和洗胃。

3）嘱受检者备好足量胃充盈剂。

（2）大肠超声检查前准备

1）嘱受检者排净大便。

2）经腹壁的乙状结肠和直肠检查应使膀胱良好充盈。

3）保留灌肠下超声检查者，查前一日晚餐进流食，睡前服轻泻剂，晨起排便，清洗灌肠。

4. 检查注意事项

（1）胃肠超声检查宜安排在上午进行，以利于受检者做空腹准备；上午胃肠腔内气体也相对较少。

（2）尽量将胃肠超声检查安排在X线钡剂造影之前，以避免钡剂对超声检查的影响。已行钡剂造影者，则应待钡剂完全排出后再行超声检查。

（3）儿童和不能合作者可于检查前适当应用镇静剂。

（4）小儿也可在哺乳中或睡眠时进行检查。

（5）怀疑胃或十二指肠溃疡穿孔以及消化道外伤急症者禁用胃肠充盈检查法！

（6）检查不同回声类型的疾病建议采用不同的充盈剂，以保证最好的图像显示效果。

三、检查方法和正常声像图

1. 检查方法

（1）胃检查　首先空腹扫查，观察胃的位置，胃壁是否增厚，有无肿块，胃腔内有无滞留物等。然后一次性饮入水或其他胃充盈剂500～700 ml，观察其充盈和通过胃的情况。准确辨认胃各个部位和大小弯，了解胃排空功能，观察胃壁层次和蠕动。

1）贲门区检查　将探头斜置于左季肋下靠近剑突的部位，略向左后方倾斜扫查，探头变换90度方向，在剑突下系列扫查可获得局部短轴切面。

2）胃底检查　将探头斜置于左肋弓下，使探头向左后上方倾斜45°以上，侧动扫查即可获得完整的胃底断面图像。也可以脾脏为透声窗，在左侧肋间寻找胃底。

3）胃体检查　将探头置于左上腹做纵向移动扫查可显示胃体长轴图像。相同部位做横向移动扫查，可获得胃体短轴图像。

4）胃角检查　将探头置于左上腹正中进行连续横向移动扫查，即可获得横8字形的胃角部声像图，其横8字形的交叉点即是胃角。

5）胃窦检查　将探头纵向斜置右上腹进行不同倾斜度的侧动扫查，即可获得胃窦长轴图像；原地将探头旋转90度，行左右、上下连续扫查，即可获得胃窦短轴图像。

6）胃移行检查　将探头横置于剑突下，自上而下移行扫查可获得贲门、胃底、胃体及胃窦不同部位的断层图像。

（2）小肠检查　将探头置于右上腹作纵断或斜断扫查，在胆囊的深侧或左面可显示十二指肠球部。在上腹部胰腺水平做横断扫查，可显示十二肠降部。沿肠系膜上静脉长轴扫查，在下腔静脉与肠系膜上静脉之间，可显示十二指肠水平部短轴图。空肠、回肠分布范围广，超声检查无特殊标准断面。检查可从脐部开始，向左上为空肠，向下腹和右下腹为回肠。

（3）大肠检查　超声检查大肠宜从回盲部开始，循升结肠、横结肠、降结肠、乙状结肠、直肠等解剖部位顺序进行。在右肋缘下扫查，在肝、肾间隙可显示结肠肝曲的回声。在左肋缘下扫查，在脾、肾间隙可获得结肠脾曲的图像。

2. 胃肠正常声像图

（1）胃声像图

1）贲门区　贲门位于肝脏左外侧叶后下方，长轴图为一上小下大之喇叭状结构，此结构如同鸟嘴，故称为“鸟嘴”征，该结构是贲门及其周围（包括食管末端、贲门和胃底体部分）的长轴图像。鸟嘴尖端指向部位是横膈食管裂孔处，鸟嘴颌下部位是胃底，上喙底端至额部为胃体小弯。短轴图上贲门的食管端为一靶环样结构，中心部的强回声为管腔及其内容物和黏膜的界面回声，中层的弱回声为贲门壁肌层回声，外围的强回声为浆膜及其周围组织界面之复合回声。此结构位于肝脏左外叶和腹主动脉之间，右侧靠近肝尾叶外缘；继续向左寻找便是胃底。

2）胃底　空腹胃底回声为位于脾门旁内侧的弧形含气的强回声带。胃腔充盈后呈一圆或椭圆球结构，此部位黏膜皱襞稍肥大，其短轴呈大小均匀的小丘结构，长轴为胃壁上的条状脊背样隆起。

3）胃体　胃前后壁黏膜紧贴形成一条粗而强的回声带，代表胃腔，前后胃壁各呈五条强弱相间的带状回声。

4）胃窦　窦部胃壁较厚，外观为圆形或椭圆形，中央部胃腔回声较强，周边部肌层回声较弱。

5）胃壁　高分辨力的仪器，胃腔充盈液体后，经体表检查亦能够很好地显示胃壁的五层结构。最内层的菲薄的强回声代表黏膜层表面的界面回声，其下的弱回声层为黏膜腺体层，第三层强回声最厚，为黏膜肌、黏膜下层直到肌层表面形成的复合回声界面，第四层弱回声为肌层，最外层强回声为浆膜层及其界面回声。正常人胃壁的厚度为3～5 mm。平均值在4.0～4.5 mm。（图 14－1）

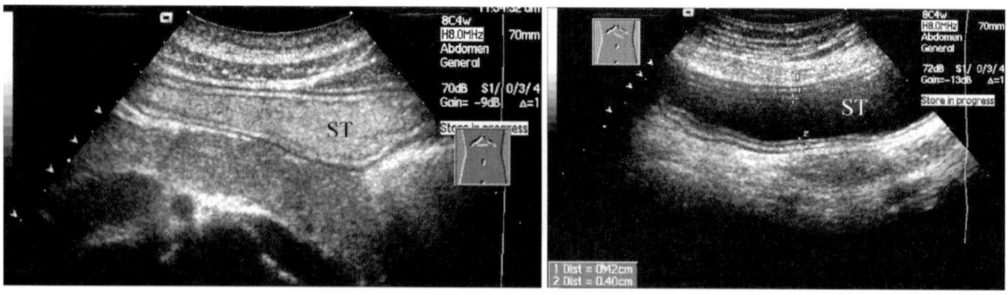

图 14－1　正常胃壁

左图：有回声充盈剂充填胃腔，胃前后壁五层结构清晰显示；右图：无回声水剂充填胃腔，测量胃前后壁厚度 0.4 cm。

6）胃的蠕动与排空　胃的蠕动从胃底开始，经过胃体、胃窦、抵达幽门。长轴上蠕动波部位胃壁稍增厚，呈对称的向腔内隆起波，此波匀速、缓慢向幽门窦方向推进。正常情况下，在宽度 5.0～7.0 cm 的图像中，仅可以出现一对蠕动波。若两对蠕动波接近、速度较快、波形高陡为蠕动亢进表现，反之，波形低浅、速度缓慢为蠕动减弱。一般饮入流质食物，在第一小时可以排空 50%以上，第二小时大部分排空。

（2）小肠声像图　空腹十二指肠只能显示球部，位于胆囊左后方，遇幽门开放液体充盈时，呈三角形或椭圆形。空腹时的空肠和回肠腔内以气体为主时，回声复杂不易区分。当含有少量液体呈相对空虚状时呈一低回声结构，动态观察可以发现其蠕动、腔内容物流动和形态不稳定的特点。空肠位于左侧腹腔，管腔充盈时，长轴像可见前后壁上黏膜皱襞较多，呈和长轴垂直的条状强回声，称为“琴键”征（“key board” sign）。回肠位于右侧腹和下腹腔，充盈的回肠折曲多，黏膜皱襞稀少。

（3）大肠声像图　大肠内含气或较干的大便为强回声，多伴有声影，沿大肠长轴切面呈波浪状强回声；稀便或液体充盈大肠后，在长轴像上可见半月状黏膜皱襞，表现为前后壁上突出的小丘状强回声。超声不容易发现正常阑尾。

四、胃肠壁增厚的常见病理征象

（1）“新月”征（crescent sign）　管壁局限性增厚，断面图如“弯月”状。见于局限的管壁增厚或较大范围管壁增厚的边缘。

（2）“戒指”征（ring sign）：在管腔充盈时所示局限性增厚，形状酷似戒指的俯瞰面。

（3）“马蹄”征（horse - shoe sign）　在管腔充盈衬托下，增厚的胃肠管壁形似马蹄铁状。

（4）“靶环”征（target sign）　胃肠短轴断面所示胃肠管腔空虚和全周壁厚，图像类似靶环。

（5）“面包圈”征（doughnut sign）　胃肠短轴断面在管腔充盈时所示全周壁厚；也可见于溃疡环堤的冠状切面。

（6）“假肾”征（pseudokidney sign）　胃肠全周或较广泛管壁增厚；也可见于胃肠外生肿瘤伴有假腔形成时。（图 14－2）

（7）“火山口”征（“弹坑”征）（crater sign）：表示溃疡的存在。增厚管壁或肿瘤出现溃疡时，中心凹陷为溃疡，周围隆起处为溃疡环堤。（图 14－3）

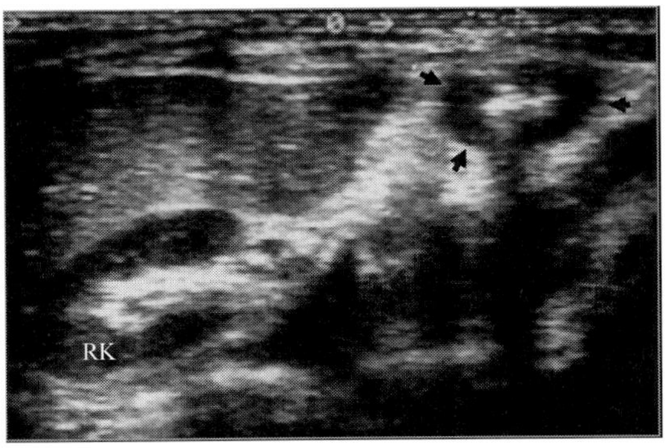

图 14－2　假肾征

胃、肠壁全周低回声增厚（黑箭头标示区域），形态和肾脏切面相似，故命名为“假肾”征

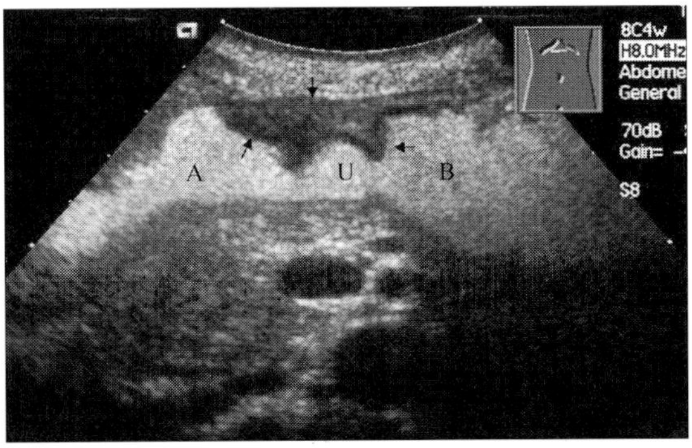

图 14－3　“火山口”征

胃充盈后显示胃体（B）和胃窦（A）间前壁低回声局限增厚（黑箭头标示处），内腔面中央处凹陷（U）为溃疡

第三节　胃肠疾病超声诊断

一、胃癌 超声主要用于诊断进展期胃癌

1. 胃癌声像图表现

（1）癌变处胃壁不规则增厚或肿块形成，呈弱回声；

（2）蠕动波减弱或消失；

（3）病变处的内腔变窄，内膜面不平整，中心强回声区位置可偏移。正常胃壁的五层结构紊乱、中断或破坏；

（4）幽门狭窄时可见胃腔扩张，液体潴留，排空延迟或无排空。

（5）较大肿瘤体内可出现彩色多普勒血流信号。

2. 胃癌的声像图可分为以下三型

（1）肿块型　癌肿呈低回声团块突向胃腔，形态不规则，表面黏膜层隆起，不平整，一般境界较清楚；

（2）溃疡型　单纯溃疡型溃疡周围隆起，呈“火山口”样表现。浸润溃疡型溃疡周围有大范围胃壁增厚（图 14－3）；

（3）弥漫浸润型　胃壁显著增厚，呈弱回声，胃壁五层正常结构消失，胃腔狭窄，可呈“假肾征”或“靶环征”。

3. 胃癌转移　胃周围、腹主动脉及肝、脾动脉周围淋巴结肿大；肝脏转移；晚期腹膜转移出现腹水；女性可以转移到双侧卵巢，呈囊实性结节，称为“克鲁根勃”瘤。

二、肠癌的声像图表现

癌变的肠壁不规则增厚，实质为低或等回声；管腔强回声区变窄、偏移。横断面呈现外周为环状弱回声带，中心为强回声核的“靶环征”。斜断或纵断面上呈“假肾征”（图 14－2）。约 1/4 的病例，结肠癌表现为单纯性弱回声肿块，系局限于一侧肠壁的肿块，或腔外生长型肿块。结肠癌可合并不完全肠梗阻，肿块近段肠管扩张，有液体、肠内容物或气体积储。周围淋巴结及肝脏的转移是其间接表现。

三、间质瘤的超声表现

1. 间质瘤　属于黏膜下肿瘤，瘤体圆球状或类圆球状，直径一般在 5.0 cm 以下，实质以较均匀的低回声多见，肿瘤向腔内生长者将黏膜层顶起称为内生型，肿瘤同时向胃腔和浆膜面生长者形成哑铃状（混合型）或不规则状肿块（中间型），隆起的黏膜称为“拱桥样”黏膜。向浆膜外生长者凸向腔外称为外生型。肿瘤内可发生轻度弥漫的变性、坏死、出血，内部回声不均匀。肿瘤容易出现溃疡，其溃疡面较平滑，超声可见溃疡凹陷，外生型肿瘤伴有溃疡时胃黏膜向溃疡处集中。

2. 间质瘤恶变　体积较大，常超过 8.0 cm，形态不规则或分叶状，边界不清，部分黏膜受侵，显示不清，实质为不均匀的低回声，因坏死、出血，中心部常有较大不规则无回声区。表面常有较深大而不规则的溃疡，甚至瘤体内形成假腔。彩色多普勒超声检查在瘤体内

可出现少量血流信号。

四、胃、肠恶性淋巴瘤的超声表现

胃壁增厚或形成较大的肿块，实质为较均匀的低或弱回声，透声好。肿块质地较柔软，探头加压时易变形。瘤体内常可见大小不等的弱回声结节。胃恶性淋巴瘤的弥漫增厚型与胃癌相比较，其胃壁增厚更显著，而管腔狭窄不明显是其特点。彩色多普勒超声血流信号较丰富。

五、肠套叠

临床要点：有系膜结构的肠管因蠕动异常，被送入另一段肠管叫做肠套叠。小儿肠套叠多为单纯性，大多发生于 2 岁以下的男孩；成人肠套叠往往继发于肿瘤。最常见的肠套叠多出现在小肠区回盲部；主要类型有：

1. 小肠型：近端肠管套入远端小肠；
2. 回结肠型：回肠远端套入升结肠；
3. 结肠型：近端横结肠或乙状结肠套入远端结肠。

声像图表现：探头沿肠套叠长轴扫查可显示重叠的多层的平行肠管，较正常肠壁略厚，沿套叠的短轴扫查时声像图呈现多环的类“同心圆”样征象。中环和内环之间的强回声为肠系膜。

六、急性阑尾炎声像图表现

急性单纯性阑尾炎阑尾仅轻度肿胀，腔内积液不多，并且其周围肠腔积气增加，超声往往难以发现。

急性化脓性阑尾炎，阑尾肿大，呈长条状弱回声，边界清楚，中心强回声系阑尾坏死所致。重者可见壁内多发的小脓肿。加压探头，局部有明显的压痛。有时可见管腔内强回声的粪石（图 14－4）。

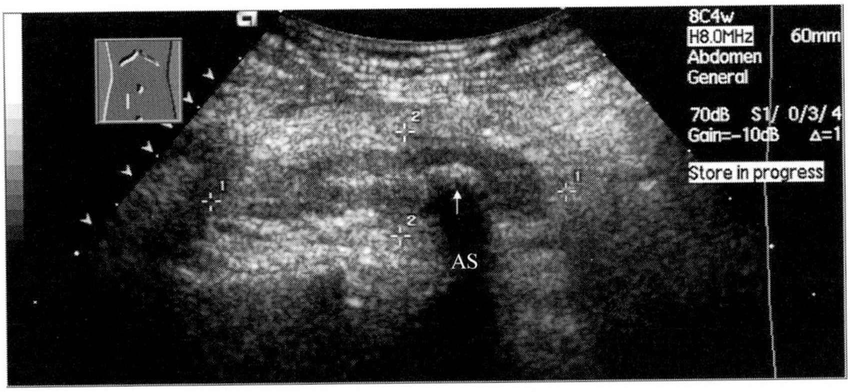

图 14－4　急性阑尾炎

右下腹回盲区阑尾肿大（＋＋1，＋＋2），管壁为低回声增厚，阑尾粪石强回声（白箭头）后方有声影

急性阑尾炎时，在肿大的阑尾及盲肠周围出现限局性积液时，是化脓性阑尾炎或阑尾周围积脓的表现。

七、肠梗阻声像图表现

1. 肠管异常充盈，继而管腔扩张，腔内的积液、积气淤积，流动不畅；
2. 机械性肠梗阻肠壁蠕动增强，频率加快，有时出现逆蠕动；
3. 麻痹性肠梗阻时肠管内容物淤积和扩张的范围较广，肠蠕动减弱或消失。

八、胃肠穿孔声像图表现

腹腔内游离性气体是超声诊断穿孔的最主要征象。超声检查的重要部位在上腹部以及肝脾与横膈之间。平仰卧位时，腹腔游离气体多在上腹的腹壁下。在斜侧位时，肝脾和膈下的气体便是膈下游离气体。胃后壁穿孔的气体首先出现在小网膜囊，同时伴有小网膜囊积液；其他部位的穿孔也常伴有腹腔积液；较局限的积液、局部管壁增厚等异常和局部压痛对穿孔部位的判断有帮助。

（李建国　宋奕宁）

第十五章　腹膜后间隙及大血管、肾上腺

腹膜后间隙是介于后腹膜到腰背部肌群前筋膜和脊柱前缘之间的解剖空间概念。此区域内既包含有肾脏、肾上腺、胰腺、十二指肠（球部除外）、腹主动脉、下腔静脉等器官，还有许多（如淋巴结、脂肪、纤维等各种结缔组织、神经节和神经纤维）组织位于其间。

第一节　局部解剖

一、腹膜后间隙解剖

（一）一般概念

腹膜后间隙上始于后横膈，下抵达腹膜的骨盆反折处，前壁为后腹膜，侧壁及后壁为腹横肌等腰部肌肉的前筋膜，中央为脊柱椎体前缘。腹膜后间隙中主要器官有胰腺、双侧肾上腺、肾脏和输尿管、十二指肠降部至升部；腹主动脉及其附属分支，下腔静脉和左右肾静脉。影像学探讨的腹膜后间隙不包括上述消化系和泌尿系脏器，由于肾上腺较小，其周围是腹膜后肿瘤好发部位，许多研究者将肾上腺肿瘤列入此范围探讨。

（二）腹膜后大血管解剖

1. 腹主动脉　在脊柱前方偏左侧，横切时呈圆形无回声区，有明显的节律性搏动，纵切时呈一条长管状无回声区，上起自第十二胸椎之前，经膈肌主动脉裂孔下降至第四腰椎水平，分为左右两髂总动脉，并再分为髂内及髂外动脉。冠状切面显示时探头置于右侧腹部腋中线处，可见有两条长管状无回声区，近侧者为下腔静脉回声，远侧随心脏节律搏动者为腹主动脉。彩色多普勒显示：腹主动脉最大流速约56 cm/s，每搏量为38.4±11.92 ml。

2. 腹主动脉主要分支

1）腹腔动脉　腹腔动脉为腹主动脉穿过膈肌后的第一个不成对分支。其主要分支有：肝动脉、脾动脉、胃左动脉。

2）肠系膜上动脉　由腹腔动脉起点下几毫米至1cm处的腹主动脉前壁分出，斜向足侧，一般与腹主动脉夹角不超过30°，在胰腺及脾静脉后方通过，继而跨过左肾静脉前方，经胰腺钩突及十二指肠水平段前面，分布于肠系膜及小肠。

3）双肾动脉　左肾动脉较短，自腹主动脉左侧壁发出走向左肾门；右肾动脉自腹主动脉右侧壁发出后，行走于下腔静脉后方，再通向肾门，在肾门附近，肾动脉分成数支进入肾脏和肾上腺。

4）生殖动脉　左右各一支，向外下行走供应卵巢（女性）或睾丸（男性）。

3. 下腔静脉　在脊柱右前方，横切时呈椭圆形或较扁平。纵切声像图上，呈一条长管状无回声区，管壁随心脏舒缩而有明显波动，下腔静脉的内径随呼吸运动的变化较大。

4. 下腔静脉主要属支

（1）髂总静脉　左、右髂总动脉位于第五腰椎的前方，从两侧盆壁斜向上内行走在椎体

前方汇合形成下腔静脉。

（2）肾静脉　自肾门发出横向下腔静脉行走，右肾静脉较为细短，左肾静脉从左肾门形成后，过肠系膜上动脉和腹主动脉夹角后入下腔静脉。

（3）肝静脉（详见第九章内容）

第二节　常规超声检查

一、适应证

1．腹膜后肿瘤　原发性肿瘤（良性、恶性）；转移性肿瘤（转移性淋巴结肿大）。

2．血肿（外伤性、自发性）

3．脓肿（一般细菌性、结核性）。

4．其他：腹主动脉瘤、下腔静脉病变、腹膜后纤维化等。

二、超声检查技术

（一）仪器条件

1．仪器　腹部超声诊断仪。彩色和频谱多普勒超声，若具备如组织谐波、超宽视野成像等新功能者更好。

2．探头　常规应用 3.5～5.0 MHz 凸阵探头，对于瘦小体型，可加用 7.0～10.0 MHz 的腹部高频探头。

（二）扫查方法

1．检查前准备

（1）宜空腹，必要时于检查前排净大便，减少胃肠道气体干扰。

（2）已经接受钡剂消化道造影的患者，在钡剂全部排出体外后，再安排超声检查为宜。

（3）饮水或口服胃肠造影剂充盈胃肠腔，有利于对腹膜后器官和病变的辨认。

（4）下腹部和盆腔检查时，宜充盈膀胱。

2．常用体位

（1）仰卧位　是最常用超声检查姿势。

（2）侧卧位　左或右侧卧位有助于观察病变的活动性，病变和胃肠结构的关系等。

（3）俯卧位　超声探头放在后腰部对腹膜后间隙扫查。

（4）膝-肘卧位　患者在检查床上采取跪姿，双膝和双肘部接触床面，使腹侧壁悬空；持探头在后腰部和腹侧进行超声扫查，用于检查占位性病变的活动性。

3．腹膜后肿物的定位方法

1）腹膜后肿瘤位置深在；随呼吸和体位的变换的活动幅度比腹膜腔脏器小；此特点在上腹部尤为明显。验证方法：探头纵向扫查，将肿瘤显示于图像中央部位，患者做腹式深吸气时膈肌向腹部运动，腹壁向前隆起，腹腔脏器（肝脏、脾脏、胃肠等）向足侧移动，位于肿瘤旁的腹腔脏器可以移到肿瘤腹侧（肿瘤和腹壁间），犹如在山腰的登山者攀上山峰状，故称为“越峰”征。

2）肿瘤“悬吊”征：用于中等度大小的腹部肿瘤定位。患者采取膝-肘俯卧位。持探头在腹侧探查，腹膜腔肿瘤多因重力作用压向腹壁，胃肠等被压扁、或被挤压到肿瘤周围。腹膜后肿瘤因受后腹膜限制则不能向腹壁侧移动，此为肿瘤“悬吊”征象阳性。

3）使腹膜后脏器（如：肾脏、胰腺、腹主动脉、下腔静脉等）挤压移位、形态、位置改变，或使升、降结肠向前、前内侧移位的肿瘤为腹膜后肿物。（图 15－1）

4）腹膜后肿瘤可以压迫肾盂、输尿管或十二指肠，引起泌尿系或十二指肠梗阻。

5）腹膜后大血管后方或其周围的肿瘤可确认为腹膜后肿瘤。腹主动脉、下腔静脉、肾脏等部分或全部被肿物包绕，均能提示肿物来源于腹膜后。

（三）腹膜后大血管和腹膜后肿瘤局部血流的 Doppler 超声检查

1．在完成二维灰阶超声检查后作彩色多普勒超声检查和记录。

2．腹主动脉近端的 Doppler 检查常可以看到波峰高而窄的双相频谱，远端为三相频谱，髂总动脉也可出现三相频谱。腹主动脉近端收缩期峰值速度比腹主动脉远端高。

3．腹主动脉近端发出的内脏动脉分支如腹腔动脉、肠系膜上动脉（SMA）、肾动脉的血流均呈低阻型，SMA 比腹腔动脉阻力略高，但进食后阻力降低。

4．下腔静脉常受左房收缩传递而来的搏动影响发生波形频谱的改变，吸气时下腔静脉管腔变小；深吸气后，屏住呼吸（Valsalva 动作）下腔静脉管径增宽。检查时，须注意大血管腔内彩色多普勒血流信号充盈度，有无异常彩色“镶嵌”征象，记录特殊多普勒频谱波形变化。

第三节　腹膜后疾病各论

一、囊液性占位性病变

腹膜后液性占位性病变可分成积液和囊性肿瘤两类：前者包括脓肿、血肿、假性胰腺囊肿，囊性肿瘤常见者有淋巴管囊肿、脐尿管囊肿、皮样囊肿和畸胎瘤等。

（一）腹膜后囊液性病变

1．脓肿超声所见

（1）脓肿的形态可为圆形，椭圆形，也可为不规则形。

（2）常局限于一个腹膜后间隙，也可由于瘘道而形成多个不规则积液区。瘘道通常不易看到。

（3）稀薄均质的脓肿常表现为低回声，脓液中颗粒性物质增多使回声变得复杂而显得不均匀。偶尔在脓肿内可见气体形成的强回声团后伴声影，气体源于产气微生物，或者脓肿通过瘘道与肠道相通。

2．血肿　腹膜后血肿常源于各种创伤（手术、外伤、穿刺等）、凝血障碍性疾病（如血友病、白血病等）、主动脉假性动脉瘤破裂或肿瘤破裂。

超声所见：

（1）血肿和脓肿相似，呈圆形、椭圆形或不规则低回声病灶，具有很好的透声性。

（2）血肿可因血块形成而呈中等乃至高、强回声，少量的新鲜出血有时也能表现为较强回声。

（二）囊性肿瘤

1．淋巴管囊肿超声所见

（1）多呈圆球或椭圆球形，囊壁薄而平滑，可有细小分隔，单房或多房。

（2）液体呈均匀的无回声，当淋巴管囊肿继发感染，其内液体变浑浊，表现为液状低回声内有颗粒性回声点游动现象，借此可以和实性肿瘤相鉴别。（图 15－2）

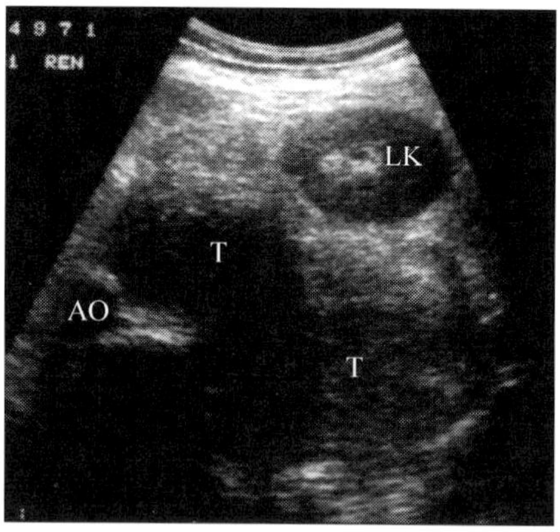

图 15－1　腹膜后实性肿瘤

肿物 2 个（T），形态不规则，边界不清楚，左肾（LK）抬高；腹主动脉（AO）被推移到脊柱椎体右前方。

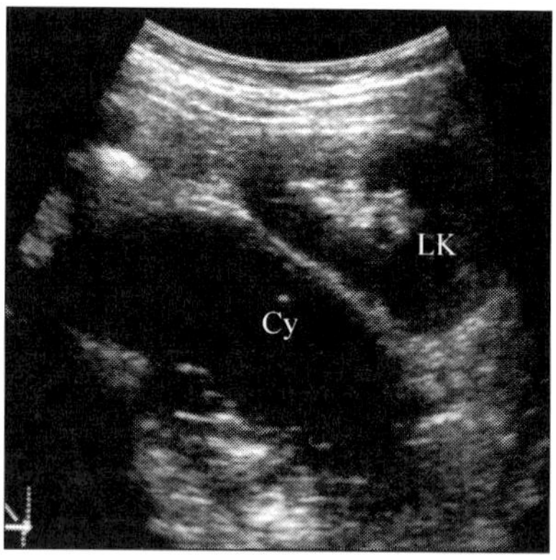

图 15－2　腹膜后囊性病变

左肾（LK）后方囊肿，液体为无回声（Cy）

2. 畸胎瘤　超声表现：

（1）圆球或类圆球状肿瘤，囊壁薄。

（2）囊液结构复杂多变：稀薄液体为液性低回声，容易观察到小颗粒状物的移动；稠厚液体则呈低到较高回声，颗粒性物质在其中的移动现象常不明显。

（3）脂类物质和毛发混合时常为一较强回声团块结构，后方多伴有声影，若周围有液体伴随，探头加压时强回声结构有浮动现象，是为“冰山顶”征。

（4）脂-液结构：当稀薄的脂类漂浮于一般液体上时，超声呈现高、强回声在上，液体的无或低回声在下的图像，脂-液交界处为一个和水平面一致的线段，称为脂-液面。

（5）其他类如块状、条状、弧状的强回声伴有声影的结构多为骨骼等钙化结构。

（6）肿瘤边界不清、形态不规则、近期内复查有明显增大趋势、囊壁增厚，内壁欠平滑等常为恶性指征。

（三）鉴别诊断

1. 输尿管囊肿　位于肾脏至膀胱之间的长筒状囊肿，常伴有同侧的肾脏形态或结构改变。

2. 假性胰腺囊肿　位于胰腺周围，也可以出现在髂窝、盆腔及脾脏周围。囊肿的形态大小各异，囊液中有时可见小而容易移动的点状回声。

3. 包虫囊肿　多为继发性（约 90％）。典型的包虫囊肿超声表现与肝内包虫囊肿相似，若同时发现肝或其他脏器、部位有包虫囊肿样图像时则可确诊。

4. 肾上腺囊肿　位于肾上腺区，壁不厚，多呈单囊状。

5. 卵巢囊肿　位于附件区，呈单囊或多囊状。

6. 阑尾黏液囊肿　位于回盲区，囊肿呈长条或卵软圆球状，囊液回声均匀，囊壁不厚。

7. 阑尾囊性黏液腺癌　位于回盲区，囊肿多不规则，囊液回声不均匀，囊壁厚薄不一而容易破裂。破裂后的囊肿消失或不完整，腹腔内有大量积液，液体稠厚，有絮状回声移动。穿刺抽出黏液性液体即可确诊（假性黏液瘤）。

8. 游离性腹水　腹水位于双侧膈下、小网膜囊、各脏器间隙和隐窝部位。平仰卧位时少量液体常积聚于肝肾间或脾肾间，盆腔也是少量腹水时最容易到达的部位。区域性腹水常提示局部的脏器有病变。

9. 假性黏液瘤　假性黏液瘤常伴有大量腹水，并可见腹膜脏壁层较广泛部位有扁平的肿块。肿块呈低回声型，内部有散在多个小囊肿，穿刺时宜用18G 针，若抽吸出黏液状物则有助于确诊。

10. 肠系膜囊肿　病理分淋巴管囊肿和单纯性囊肿，两者的超声所见相同。肠系膜囊肿可发生于任何年龄，男女无差别，通常为单发，单房型明显多于多房型，囊壁薄而均匀。囊肿小者直径仅数毫米，多为圆形，大者直径可达 20 cm 左右。

11. 大网膜囊肿　多呈较扁平的椭圆形，位于胃和横结肠的下方，囊肿后方为小肠，前方紧邻前腹壁，当呼吸和体位变换时可见囊肿与腹壁无关。大网膜单房囊肿的囊壁较薄，但少见；大网膜囊肿以多房性多见，每个单房小则数毫米，大者直径 1～2 cm。

12. 腹腔脓肿　继发于腹腔或腹部脏器的急性炎症。脓肿多位于这些炎性病灶的附近，呈类圆形或不规则形，边界多不清晰，内壁不平整。脓肿内若为较清晰的脓液，则以液性无回声区为主，其间有浮游的小点状回声，并可见这些回声的沉积现象；若为稠厚脓液则表现为较粗大而不均匀的液性低回声或无回声。

13. 先天性巨结肠　为先天性疾病，多见于男性婴幼儿，发病部位为乙状结肠。先天性巨结肠是结肠局部的管腔扩大性改变，临床常见便秘与腹泻的交替症状。超声检查时若见扩张结肠内有粪块或气体则容易确诊，若肠腔内充满液性物质呈低回声或等回声时则易与囊肿混淆。

二、腹膜后淋巴结肿大

（一）正常淋巴结多为扁平的长梭形，直径多在 1.0 cm 以下，一般超声检查不易发现。

（二）引起淋巴结肿大的原因很多

1. 良性疾病中，以感染多见，如结核、结节病、胰腺炎、克隆病。

2. 反应性淋巴结增生多见于免疫性疾病，如 AIDS、慢性肝脏疾病等。

3. 肿大的良性结节还可见于胆囊切除、心脏移植术后。

4. 恶性肿瘤以转移性最为多见。多来源于腹部各个脏器的癌或肉瘤，胸、肺以及乳腺的恶性肿瘤也常转移到腹膜后的淋巴结群。

5. 原发的淋巴结肿瘤：恶性淋巴瘤。

（三）超声所见

1. 肿大的淋巴结呈圆球、卵圆或椭球体状。边缘一般清楚可认，呈低或较低的实质回声。

2. 若为多发淋巴结肿大，其形态回声相似，常积聚于腹膜后大血管周围。

（四）超声鉴别诊断

1. 转移性淋巴结肿大：淋巴结肿大的发病部位、发展规律和原发灶密切相关。转移首先在距离原发肿瘤的脏器最近部位开始，逐渐从单发到多发，并且向远位淋巴结扩散，多发的转移性淋巴结最终将融合成复合性包块而失去淋巴结的形态特点。这种包块多包裹在腹主动脉等大血管周围。转移性淋巴结还和原发肿瘤的组织来源相关，肉瘤转移生长速度较快，增大的淋巴结个体较大，实质内容易出现坏死液化，卵巢、胰腺等部位的囊性腺癌的淋巴结转移常呈液性。

2. 原发恶性淋巴瘤。早期仅能发现数个淋巴结肿大，无特异性。典型的恶性淋巴瘤的淋巴结肿大明显，个体最大直径可达 4.0 cm 以上。多发融合的淋巴结之间的界线清晰可认，实质回声低弱而均匀，晚期患者的淋巴结常波及腹部较广泛区域。肝脾常同时受累，发生肿大。

3. 炎性淋巴结肿大多呈圆形或椭圆形，常有清晰的淋巴结门回声，实质多为均匀的低回声。

4. 结核性淋巴结肿大：受累的肿大淋巴结常为多发性，大小不等，各自的回声有较大差异，坏死液化部位出现不规则的无或低回声，纤维化则使回声增强，钙化呈强回声并且伴有声影。腹膜后淋巴结结核多位于腹主动脉、胰腺周围、肠系膜根部。有时还伴有周围脏器（如胰腺、脾脏、腰大肌）等结核感染。

表 15-1　常见淋巴结肿大超声鉴别对照

超声所见	恶性淋巴瘤	淋巴结转移性肿大	淋巴结核
出现部位	腹膜后，肠系膜根部	与原发性肿瘤有关	腹腔、上腹膜后
数量	多个或大量	单个或数个	数个
分布	较广泛	区域性分布	相对集中
形态	圆形或类圆形	类圆形或不规则	椭圆形或不规则形
边界	清晰	较清晰或不清晰	欠清晰
融合团块	淋巴结间有分界	淋巴结间无分界	少见
回声类型	低回声	低回声或等回声	低回声或混合回声
内部回声	均匀	均匀或不均匀	小者均匀
后方回声	增强	多无增强	部分增强或减弱
液化	无	少	可见
钙化	无	无	可见
腹水	无	可有	常有
其他表现	肝脾肿大	腹部或胸部有肿瘤	肺或肠有结核病灶

三、腹膜后原发实性肿瘤

（一）腹膜后原发肿瘤

是指除了肾、胰腺和十二指肠等脏器来源的腹膜后间隙的肿瘤，肾上腺区域的肿瘤也被列入腹膜后讨论。腹膜后原发实性肿瘤的组织来源复杂，常见者为：脂肪肉瘤（脂肪瘤），平滑肌肉瘤（平滑肌瘤），纤维肉瘤（纤维瘤，纤维瘤病），恶性间皮瘤，血管肉瘤（血管瘤），淋巴血管肉瘤（淋巴瘤），恶性神经鞘瘤（神经鞘瘤），恶性神经纤维瘤（神经纤维瘤），恶性神经节瘤（神经节瘤），恶性畸胎瘤（良性畸胎瘤）等。

（二）超声鉴别诊断

1. 纤维肉瘤　肿物巨大；不规则状，边界欠清楚，内部为不均匀的混合回声，瘤体内可有不规则的坏死液化区；还常见较小的钙化。

2. 良性神经源性肿瘤　多发生于脊柱两侧。肿瘤呈类圆球状或分叶状，边界清楚。瘤体内部常伴有程度不同的弥散小出血灶，使内部回声趋向不均匀；较大坏死液化灶可呈无回声。肿瘤单发为主。

3. 恶性神经源性肿瘤　肿瘤多为不规则体，瘤体一般较大，边界不清楚，内部回声不均。内部常有弥漫出血灶，或伴有较大不规则坏死液化区。

4. 脂肪瘤　肿瘤边界清晰，内部以较均匀的强回声为主。有时瘤体后方伴有声衰减。

5. 脂肪肉瘤　瘤体内回声由低至较强回声不等。生长速度快，边界不整或欠清晰、内部回声不均、变性或坏死可见回声减低和液化。单发为主，也可有二、三个肿瘤同时出现。(图 15－1)。

6. 平滑肌肉瘤　较大的原发和继发性平滑肌肉瘤在形态结构上不容易区别。较小肿瘤多为分叶状，边界清晰。大者可达 20 厘米以上。边界欠清晰。肿瘤内部回声为不均匀的低回声；有时瘤内伴有液化。肿瘤周围经常伴有淋巴结转移，容易在肝脏出现转移灶。较大的肿瘤内部容易出现坏死液化。液化区可在实质的任何部位，形态各异，单个或数个并存。

7. 脊索瘤　易发生在骶骨或腰椎部位，和脊柱紧贴。肿物无明显包膜。边界欠清晰，实质回声点细小均匀，以低回声为主，在实质内或其边缘处可见散在小点状、条状强回声，并伴有声影，是为钙化结构。实质和囊性部分之间的分界清晰平整。

8. 间皮肉瘤　边界欠清晰，常有不规则钙化。软组织回声点较粗，不均匀；液化区一般不大。

四、动脉瘤

动脉瘤（aneurysm）动脉壁异常扩张和膨大形成动脉瘤。可分为真性动脉瘤（true aneurysm）、假性动脉瘤（false aneurysm）和动脉夹层（dissecting aneurysm）。

（一）腹主动脉瘤

腹主动脉瘤（abdominal aneurysm）是动脉瘤中最常见的类型，病情凶险，若不及时治疗，常可因瘤体破裂而导致病人死亡。

超声所见：

1. 主动脉呈囊状或梭形局限性扩张；

2. 腹主动脉瘤壁与正常腹主动脉壁连续，腹主动脉瘤腔和两端正常腹主动脉腔连通；

3. 瘤壁搏动较正常腹主动脉壁弱；瘤体内血流异常，有时灰阶超声也可见血流中散在小点状或云雾状回声呈翻滚状流动；

4. 横切面见腹主动脉瘤处管腔明显扩大，呈圆形或非对称性膨大；

5. 腹主动脉瘤壁间合并血栓时，管壁增厚，当腹主动脉瘤壁血栓延及全周时，腹主动脉瘤管壁呈低回声全周性增厚，回声均匀或不均匀；有时表现为壁上向腔内突出的附着实性斑块状稍强回声；

6. 腹主动脉管径可因血栓导致狭窄；彩色血流与腹主动脉彩色血流相互连续，血流的形态及色彩和瘤腔的大小及有无血栓有关，较小的腹主动脉瘤的彩色血流显示与腹主动脉彩色血流一致。较大的腹主动脉瘤内的彩色血流色彩杂乱，或呈涡流状；横切面的动脉瘤处彩色血流多呈红蓝相间色或多色彩镶嵌状；

7. 频谱显示波形异常（三相波型、二相波型或单相波型），收缩期血流峰值速度减慢，频带增宽，空窗消失。舒张早期的反向小峰消失。较大的瘤体内呈低速湍流或旋流频谱，在基线上显示单向与静脉频谱相似的或在基线上、下均显示血流频谱信号。

（二）腹主动脉剥离（腹主动脉夹层动脉瘤；arotic dissection）

主动脉内壁可在任何水平发生剥离，其剥离范围可长可短。腹主动脉剥离单独发生很少见，多数是由胸主动脉夹层向下延伸所致。患者常以剧烈的胸腹痛就诊。

超声所见：

1. 腹主动脉腔内出现细条带状回声，将腹主动脉分为前后两条管状结构。

2. 横切面见条带两端连于腹主动脉两侧壁，将腹主动脉分成两个半圆形腔，心脏搏动时，两腔内回声变化不一致；细条带随心动周期摆动；条带连续中断处为原发破裂口。

3. 腹主动脉可继发扩张，内径增宽，搏动减弱；严重的腹主动脉剥离，腹主动脉明显扩张、增宽。

4. 彩色多普勒血流显像见腹主动脉内两条彩色血流带，彩色血流带的色彩不同。

5. 真腔内呈单色并较亮，假腔内色彩较暗，不规则。

6. 收缩期在破裂口处彩色血流束从真腔进入假腔，流速较快，色彩较亮或呈多彩色显示。

7. 严重的腹主动脉剥离时，真腔、假腔内流速均明显减慢，不显示彩色血流，内充满细点状回声。

8. 真腔内的血流频谱异常，收缩期流速减低，频带增宽，舒张早期的反向小峰消失；假腔内的血流频谱不规则，可表现为收缩期小峰，舒张期无血流频谱显示，或无明显心动周期规律，呈不规则频谱显示，流速低；破口处常呈高速湍流频谱。

（三）腹主动脉假性动脉瘤

腹主动脉假性动脉瘤由外伤或感染致血管损伤所致。

超声表现

1. 腹主动脉形态尚正常，腹主动脉旁见不规则的无回声或低回声区，其壁较厚，与腹主动脉壁不连续，可有微弱的搏动或无明显的搏动。

2. 瘤腔大小不随心动周期而发生变化；腹主动脉的管壁连续性中断，断裂处与腹主动脉旁血肿低回声相连通，或有一小低或弱回声带与腹主动脉旁低回声相连通。

3. 厚壁无回声区内能显示彩色血流信号，呈旋涡状或多色彩显示。

4. 腹主动脉侧壁上显示细窄的较亮的彩色血流射入无回声区内；狭窄连接处能检测到高速的湍流频谱；无回声区内血流为低速湍流频谱。

第四节　肾　上　腺

一、肾上腺解剖

肾上腺位于腹膜后脊柱两旁的肾脂肪囊内，相当于第 11 胸椎平面。右肾上腺呈三角形，位于右肾上极的内上方，其内侧部分在下腔静脉的后面。左肾上腺呈月牙形在左肾上极的内前方，胰尾的后上方和腹主动脉的外侧。

二、检查方法及正常肾上腺超声表现

首选凸阵探头较好。频率采用 3.5 MHz，5.0 MHz～8.0 MHz。

1. 检查方法

1）仰卧位经肋间扫查

（1）沿肋间切面　以腋前线为中点，沿第 7、8、9 肋间作斜行扫查，肾上腺在肝或脾和肾上极之间，呈一扁薄条带状回声，略呈三角形，右肾上腺的底边与下腔静脉靠近。

（2）纵向切面　在右侧第 9、10 肋间腋前线和腋中线，以肝作为声窗作纵向扫查，和在左侧第 9～10 肋间腋后线或腋后线后方 2 cm 处，以脾、左肾做声窗作纵向扫查。

（3）横向切面　在第 9、10 肋间右侧取腋前线和腋中线，左侧取腋后线或其后 2 cm 处作横向扫查，在下腔静脉后方和腹主动脉外侧寻找肾上腺病灶。

2）仰卧位经侧腰部途径　在腋后线作冠状切面，超声束经过肝、肾或脾、肾指向内侧，先探到肾脏图像，然后把声束从后方慢慢转向前方作连续切面观察。右侧肾上腺位于下腔静脉之后，于右肾上极的上方内侧寻找右侧肾上腺病灶。左侧肾上腺位于腹主动脉与左肾上极之间，就在脾、肾、腹主动脉三者汇合处和肾与腹主动脉之间寻找左侧肾上腺病灶。

3）俯卧位经背部途径　于右侧探及下腔静脉时，在其后方、右肾上极的前方寻找右肾上腺病灶。在左侧探及腹主动脉时，声束的指向应稍稍向外侧偏移，在肾上极的前方寻找左肾上腺病灶。

4）仰卧位经腹途径

（1）右肋缘下斜向切面　扫查线与右肋弓平行。在肝脏后方、右肾上极和下腔静脉之间的区域寻找右肾上腺病灶。

（2）右肋缘下纵切面　在右肾的上方内侧寻找右肾上腺病灶。

（3）上腹部横切面　在胰腺的后方寻找左侧肾上腺病灶，其范围上起肝左叶的下缘，下至左肾门上方和腹主动脉左旁。

2. 正常肾上腺声像图　切面可呈三角形、新月形、V 字形或 Y 字形中等回声区，多小于 3 cm。正常肾上腺左侧显示低于右侧。

三、肾上腺皮质腺瘤及腺癌的超声表现

1. 腺瘤　90％单侧生长，直径多在 1.0～2.0 cm。瘤体呈圆球状或椭圆球状低回声结节，边界清楚、明亮。

2. 腺癌　超声发现时往往较大，边界清楚，呈圆球状、椭圆球状或分叶状，内部回声

中等，欠均匀，容易出现坏死液化。

四、嗜铬细胞瘤的超声诊断

肿瘤大小差别较大，一般在4.0～5.0 cm，圆球状或椭圆球状，边界呈较高的条带状回声，内为中等或低回声，有时可见坏死液性无回声。肾外嗜铬细胞瘤常见于肾门、腹主动脉或下腔静脉旁，甚至可以发生在腰大肌附近，也有发生在膀胱壁上的报道。有功能的嗜铬细胞瘤在超声探头加压时，常出现血压升高。

（李建国）

第十六章 妇科超声

第一节 子　　宫

一、子宫的解剖及血液供应

（一）子宫的解剖

子宫位于骨盆腔中央的膀胱与直肠之间，外观呈倒置的梨形，重约 40～50 g，宫腔容量约 5.0 ml。子宫上端隆突部分称子宫底。子宫底的两侧，称子宫角，与左右两侧的输卵管相通。子宫中上部较宽的部分，称子宫体。子宫下部较窄的部分呈圆柱状，称子宫颈。子宫体与子宫颈的比例，婴儿期为 1∶2；青春期及老年期为 1∶1；孕龄期为 2∶1。子宫腔为上宽下窄的三角形，子宫颈内腔呈梭形，称子宫颈管，其上端称子宫颈内口，下端称子宫颈外口。子宫体壁由三层组织构成，即外层为浆膜层，中间层为肌层，内层为黏膜层。正常成年女性超声测量子宫径线的参考值为：子宫长 5.5 cm～7.5 cm，宽 4.5 cm～5.5 cm，厚 3.0 cm～4.0 cm，子宫颈长 2.5 cm～3.0 cm，可以简单记忆为 7 cm×5 cm×4 cm。子宫内膜表面的 2/3能随着卵巢激素周期性变化，称为功能层。余下的 1/3 即靠近子宫肌层的内膜无周期性变化，称为基底层。前后壁内膜相接处为线状强回声，为宫腔线。测量内膜厚度时，应包括两侧内膜的基底层，厚度约 0.7～1.4 cm。

（二）子宫的血液供应

子宫动脉发自髂内动脉前干，沿盆腔侧壁向前内下行，达子宫阔韧带根部，再向子宫颈走行。子宫动脉发出一下行、小的阴道支，主干于阔韧带两层间沿子宫侧缘迂曲上行，沿途发出弓状动脉至子宫肌层内和放射状的螺旋动脉至黏膜层。当主干上升至子宫角时，即分为三支：一支分布于子宫底，另一支循输卵管而行，最后一支分布至卵巢。子宫阴道静脉丛位于子宫颈和阴道两侧的子宫阔韧带和主韧带中，与膀胱阴道丛和直肠丛相通，收集子宫和阴道的血液，汇合成子宫静脉，注入髂内静脉。

二、子宫的超声探查方法及声像图表现

（一）子宫的超声探查方法

1. 经腹部体表探查　检查前 1 小时饮水 500～800 ml，待膀胱适度充盈后方可检查。检查时，常规取平卧位，在腹部皮肤上涂以耦合剂。用腹部探头在耻骨联合上做纵向、横向和多切面的扫查，显示子宫的位置、形态、肌层及内膜回声。

2. 经阴道腔内探查　检查前不需要或少量充盈膀胱，常规取膀胱截石位。在阴道探头前端涂以耦合剂并套上避孕套，将其表面涂以耦合剂。将探头缓慢插入阴道内直至宫颈表面或阴道穹隆部做纵向、横向及多切面扫查，可清晰地显示子宫及子宫内膜回声。

（二）子宫的超声表现与测量

1. 超声表现

子宫位于腹正中线膀胱后方，是一个活动度较大的倒置梨形结构。通过子宫切面观察子宫体与子宫颈的位置关系，将子宫分为前位、中位和后位。

（1）前位子宫　子宫体的位置前于子宫颈的位置。

（2）中位子宫　子宫体的位置与子宫颈的位置在同一平面。

（3）后位子宫　子宫体的位置后于子宫颈的位置。

子宫肌层呈均匀的中等强度回声，宫腔呈线状强回声，其周围有弱回声的内膜包绕。

2. 测量方法

先行子宫的纵切面扫查，显示子宫的全貌呈倒置的梨形，测量子宫的纵径和前后径。然后做子宫的横切面扫查，显示子宫底呈三角形，测量子宫的横径。子宫具体的测量方法如下：

（1）子宫纵径　在子宫纵切面，测量子宫底部浆膜层至子宫颈内口的距离。

（2）子宫厚径　在子宫纵切面，测量与子宫体相垂直的距离。

（3）子宫横径　在子宫横切面，测量两侧子宫角下缘的最大距离。

（4）子宫颈长径　在子宫纵轴切面，测量子宫颈内口与子宫颈外口之间的距离。

三、生殖系统先天性发育异常

（一）处女膜闭锁（无孔处女膜）

1. 病因　由于胚胎发育时期，阴道腔和前庭未相通，形成无孔处女膜。

2. 临床表现　青春期后无月经来潮，周期性下腹疼痛。

3. 超声诊断要点　阴道内及子宫颈管，甚至子宫腔内见不规则无回声区。

4. 报告单书写　子宫大小约 6.0 cm×5.3 cm×4.6 cm，宫腔线不清，内膜厚 1.1 cm，内回声欠均匀，肌层回声均匀，子宫颈管至阴道内见不规则无回声区范围 4.3 cm×2.1 cm。左卵巢大小约 3.2 cm×2.5 cm×1.5 cm，右卵巢大小约 3.5 cm×2.7 cm×1.6 cm。

超声提示：子宫颈管及阴道内积血可能（处女膜闭锁?）

（二）先天性无子宫

1. 病因　由于胚胎发育时期，两侧副中肾管横向延伸受阻，未达到中线即停止发育，则无子宫形成。

2. 临床表现　青春期后无月经来潮，不孕。

3. 超声诊断要点　盆腔纵向及横向多切面扫查，均不能显示子宫声像图。

4. 报告单书写　盆腔未探及子宫回声。左卵巢大小约 3.4 cm×2.5 cm×1.7 cm，右卵巢大小约 3.5 cm×2.7 cm×1.6 cm。

超声提示：先天性无子宫可能

（三）始基子宫

1. 病因　由于胚胎发育时期，两侧副中肾管向中线横向延伸汇合后不久立即停止发育，则子宫很小。

2. 临床表现　青春期后无月经来潮，无生育能力。

3. 超声诊断要点　子宫切面各径线均明显小于正常子宫，如前后径小于 2.0 cm，多数宫腔及子宫内膜显示不清。

4. 报告单书写　子宫大小约 3.5 cm×2.0 cm×1.2 cm，宫腔线不清，内膜厚约 0.1 cm，肌层回声均匀。左卵巢大小约 3.3 cm×2.4 cm×1.6 cm，右卵巢大小约 3.2 cm×2.4 cm×1.5 cm。

超声提示：始基子宫

（四）双子宫

1. 病因　由于胚胎发育时期，两侧副中肾管发育后没有完全汇合，各具有一组输卵管、子宫、宫颈及阴道。

2. 临床表现　临床上常表现为月经量增多。

3. 超声诊断要点　①纵断或斜断时可分别显示两个完整的子宫图像；②自下而上横断时可分别显示两个宫颈宫体；③有两组发育正常且完全分离的子宫内膜回声，呈“V”型；④若合并双阴道畸形，声像图可显示两个阴道结构。

4. 报告单书写　盆腔可探及两个子宫回声，左侧子宫大小约 5.8 cm×4.6 cm×3.2 cm，内膜线清晰，内膜厚 0.9 cm，肌层回声均匀。右侧子宫大小约 6.0 cm×4.7 cm×3.4 cm，内膜线清晰，内膜厚 1.0 cm，肌层回声均匀。左卵巢大小约 3.8 cm×2.5 cm×1.9 cm，右卵巢大小约 3.8 cm×2.7 cm×1.8 cm。

超声提示：双子宫

（五）纵隔子宫

1. 病因　由于胚胎发育时期，两侧副中肾管汇合后，纵隔未被吸收，将子宫分成两半，纵隔可向下延伸至阴道，形成阴道纵隔。

2. 临床表现　常无明显临床表现，可有经期延长，胎停育史。

3. 超声诊断要点　子宫横切面，横径明显大于正常子宫，宫腔至宫颈段可见纵隔回声，并可见两条子宫内膜回声。

4. 报告单书写　子宫大小约 5.6 cm×6.4 cm×4.2 cm，宫腔至宫颈段可见纵隔回声，宽约 0.5 cm，并可见两条子宫内膜回声，宫腔线均清晰，左侧内膜厚 0.8 cm，右侧内膜厚 0.9 cm，肌层回声均匀。左卵巢大小约 3.9 cm×2.5 cm×1.6 cm，右卵巢大小约 3.7 cm×2.7 cm×1.5 cm。

超声提示：子宫完全纵隔

四、子宫肌瘤

1. 病因　子宫肌瘤是因为雌激素水平升高而引发的实质性良性肿瘤，多发生在 30～50 岁妇女。

2. 病理表现　肌瘤由漩涡状排列的平滑肌与纤维结缔组织交叉组成，周围有被压缩的肌纤维所组成的假包膜，假包膜与肌瘤间有疏松的结缔组织。临床上根据其在发展过程中肌瘤与子宫肌壁的关系不同而分为：①浆膜下肌瘤；②肌壁间肌瘤；③黏膜下肌瘤。肌瘤直径大于 4.0 cm 时，由于肌瘤供血障碍，可发生各种继发变性，常见的有水肿、玻璃样变、钙化、囊性变等。

3. 临床表现　多数病人可以无临床症状，较大的肌瘤主要表现为盆腔包块，子宫增大，经期延长，月经量多。黏膜下肌瘤可表现为不规则阴道出血，不孕，胎停育等。

4. 超声诊断要点　（1）子宫出现局限性隆起，致子宫形态失常。（2）子宫肌瘤结节一般呈不均匀漩涡状低回声或等回声结节，有时可见结节周围有假包膜所形成的低回声晕。

(3) 子宫内膜回声可移位与变形，偏向健侧。(4) 较大的子宫肌瘤使膀胱产生压迹与变形，甚至移位。(5) 彩色多普勒血流检查，大多数肌瘤的周围显示呈环状或半环状血流信号。

5. 超声鉴别要点 (1) 子宫腺肌症：子宫肌壁间肌瘤须与子宫腺肌症相鉴别，子宫腺肌症也可表现为子宫对称性或不对称性增大，肌层弥漫性或局限性回声不均匀，但无子宫肌瘤的假包膜回声，故边界不清，CDFI：周边无环状或半环状血流信号。(2) 子宫内膜息肉：子宫黏膜下肌瘤须与子宫内膜息肉相鉴别，子宫内膜息肉常呈椭圆形，宫腔内可见较子宫肌瘤稍强的中强回声区，内部常有小的无回声区，CDFI：可见滋养血管自蒂部深入息肉内。(3) 卵巢肿物：子宫浆膜下肌瘤须与卵巢实性肿物相鉴别，鉴别要点是在于寻找两侧正常的卵巢，卵巢肿物找不到正常的卵巢回声。

6. 报告单书写 子宫前位，宫体大小约 7.2 cm×6.5 cm×4.9 cm，形态不规则，肌层局限性回声不均匀，可见多个不均匀中低回声结节，最大位于子宫前壁，大小约 5.1 cm×4.3 cm×4.0 cm，可见包膜，略外凸。CDFI：周边可探及半环状血流信号，RI：0.67。

超声提示：子宫多发肌瘤（肌壁间）

五、子宫腺肌症

1. 病因 正常子宫内膜覆盖于子宫腔内面，因某种原因使子宫内膜移位到肌层并生长。

2. 病理表现 病变侵犯子宫肌层，内膜组织可以引起纤维组织及肌纤维的反应性增生，使子宫增大。病灶呈不均匀性或局限性分布，以后壁肌层内病变为多见，故子宫形态发生改变，病灶酷似肌瘤，但无包膜。

3. 临床表现 常为痛经，其疼痛特点为继发性痛经进行性加重，月经量增多，经期延长，常伴有不孕。

4. 超声诊断要点 子宫均匀性增大，宫腔线居中或偏移，肌层弥漫性或局限性回声不均匀，呈实质性低回声和强回声混杂，有时可见小蜂窝状散在的不规则无回声区，边缘不清，无包膜回声。

5. 超声鉴别要点 子宫若呈局限性隆起非对称性增大时，呈类似子宫肌瘤的声像图表现，子宫大小及内部回声，在月经期前后比较常有变化，CDFI：病灶周围无环状或半环状血流信号。

6. 报告单书写 子宫大小约 6.8 cm×6.1 cm×5.7 cm，宫腔线向前偏移，内膜厚 0.9 cm，肌层回声不均匀，以后壁明显，内可见小蜂窝状散在的不规则无回声区，边缘欠清，无包膜回声，CDFI：病灶周围未见环状及半环状血流信号。

左卵巢大小约 3.5 cm×2.5 cm×1.6 cm，右卵巢大小约 3.6 cm×2.4 cm×1.5 cm。

超声提示：子宫腺肌症

六、子宫内膜息肉

1. 病理表现 子宫内膜息肉是由内膜腺体和间质组成的肿块，可以单个或多个，大小不等，一般 1～2 mm，有蒂并突向宫腔内。

2. 临床表现 可发生于任何年龄，可无症状，也可有月经增多或不规则，绝经后阴道流血。

3. 超声诊断要点 腹部超声检查常见子宫内膜模糊不清，呈不规则中强回声团、内膜增厚及少许无回声区，阴道超声可见内膜呈中强回声团，宫腔线为弧形偏移。CDFI：中央及基底部可见血流信号，RI：0.50±0.07.

4. 超声鉴别要点　需与子宫黏膜下肌瘤相鉴别。

5. 报告单书写　子宫大小约6.0cm×5.4cm×4.2cm，宫腔线清，内膜回声不均匀，宫腔内可见0.8cm×0.5cm的中等回声，边界欠清晰，CDFI未见血流信号。

左卵巢大小约3.6cm×2.5cm×1.6cm，右卵巢大小约3.8cm×2.7cm×1.5cm。

超声提示：宫腔内中等水平回声——子宫息肉可能性大

七、子宫内膜癌

1. 病理表现　子宫内膜癌多发生在子宫体的内膜层，又称子宫体癌，分为弥漫型、局限型和息肉型。

2. 临床表现　80%以上发生在50岁以上绝经前后的妇女，大多数在绝经期后出现不规则阴道出血，阴道排液，下腹或腰骶部疼痛。

3. 超声诊断要点　早期难以发现，一般仅表现为子宫内膜增厚，中晚期表现为子宫增大，轮廓尚规整，内膜呈不均匀增厚，有增强和分布不均的点状和团块状回声，不规则的无回声区常浸润肌层，呈无包膜回声。肿块大时可延伸到子宫颈管，使其扩大。当癌组织阻塞子宫颈管时，可表现为宫腔内积液、积脓或积血所致的无回声或不均匀回声区。CDFI：病灶内部及周围见较丰富的血流信号，频谱多普勒显示舒张期血流丰富，呈低阻力特征。以内膜厚度>1.0cm，肿瘤血流RI：<0.45为参考指标。

4. 超声鉴别要点　子宫内膜癌由于缺乏特征性图像，常难与良性子宫内膜增生、良性内膜病变、子宫肌瘤鉴别。

5. 其他检查　依靠刮宫获得病理诊断。

6. 报告单书写　子宫大小约6.0cm×5.4cm×4.2cm，宫腔线不清，内膜厚1.2cm，内回声不均匀，其内前壁中段可见不均匀偏强回声1.6cm×1.1.cm，与肌层分界不清，CDFI：内部及周围可见较丰富血流信号，RI：0.38～0.46。

左卵巢大小约3.6cm×2.5cm×1.6cm，右卵巢大小约3.8cm×2.7cm×1.5cm。

超声提示：子宫内膜异常回声（子宫内膜Ca待除外）

建议：诊刮

第二节　卵　　巢

一、卵巢的解剖及血液供应

（一）卵巢的解剖

卵巢为女性的一对扁椭圆形性腺实质器官，分别位于盆腔内子宫两侧的髂内与髂外动脉之间的卵巢窝内，经常有位置变异。

（二）卵巢的血液供应

卵巢具有双重的血液供应，即从腹主动脉发出的卵巢动脉和子宫动脉上升支分出的卵巢支。

二、卵巢的探查方法及超声表现

（一）探查方法

在子宫两侧的附件区行横向扫查，卵巢通常位于子宫体部两侧外上方，但有很多变异。

（二）超声表现

卵巢切面声像图呈杏仁形，内部回声强度稍高于子宫，生育期妇女的卵巢实质内有卵泡回声，绝经后的妇女，卵巢内无卵泡回声。

（三）卵巢的测量

正常卵巢的体积在生育期最大，随绝经时间延长而逐渐变小，在长轴切面，测量其最大长径和前后径，在短轴切面，测量其最大横径。成年妇女的卵巢大小约 4 cm×3 cm×1 cm，重 5～6 g。可含有大小不等的滤泡或小囊。成熟卵泡最大直径范围为 1.7～2.4 cm，体积为 2.5～8.5 ml，凸向卵巢表面，排卵后卵泡塌陷，子宫后方有少量液性暗区。生育期妇女，卵泡的大小随月经周期而有变化。绝经期卵巢萎缩变小，变硬，呈实性条索状。

三、卵巢肿物

分为非赘生性肿物和赘生性肿物两类。非赘生性肿物亦称为功能性卵巢囊肿，包括滤泡囊肿、黄体囊肿、黄素囊肿、巧克力囊肿、多囊卵巢。赘生性肿物也称为非功能性卵巢囊肿，包括卵巢浆液性囊腺瘤、卵巢黏液性囊腺瘤、卵巢畸胎瘤、卵巢纤维瘤和卵巢恶性肿瘤。

（一）卵巢非赘生性囊肿

1. 滤泡囊肿

（1）病因　由于卵泡不成熟或成熟后不排卵，卵泡未破裂或闭锁，持续增大而形成囊肿。

（2）临床表现　常常表现为经期后延。

（3）超声诊断要点　子宫大小形态正常，内膜增厚，卵巢内见圆形无回声区，边缘清晰光滑，常突出于卵巢表面，为多发性，直径一般在 1～3 cm。在定期随访中，囊肿可自行缩小或消失。

（4）报告单书写　子宫中位，大小约 6.0 cm×4.4 cm×3.5 cm，宫腔线清晰，居中，内膜厚 1.5 cm，肌层回声均匀。左卵巢大小约 3.6 cm×2.5 cm×1.6 cm，右卵巢大小约 3.4 cm×2.7 cm×2.4 cm，内见 3.0 cm×2.5 cm×2.0 cm 无回声，边界清晰，形态规则，壁薄，后方回声增强。

超声提示：右卵巢囊肿（滤泡囊肿可能）

建议：定期随访

2. 黄体囊肿

（1）病因　系黄体形成过程中，黄体血肿液化所致囊肿。

（2）临床表现　一般无临床表现。

（3）超声诊断要点　卵巢内出现囊肿图像，内可有分隔，内径一般在 3 cm 左右。较大的黄体囊肿可能自发破裂，发生急腹症，酷似宫外孕破裂的临床表现。

（4）报告单书写　子宫中位，大小约 5.0 cm×4.4 cm×3.3 cm，宫腔线清晰，居中，内膜厚 0.9 cm，肌层回声均匀。左卵巢大小约 3.9 cm×3.5 cm×2.6 cm，内见无回声 3.3 cm×3.0 cm×2.4 cm，边界清晰，形态规则，壁薄，后方回声增强，CDFI：周边见环状血流信号。右卵巢大小约 3.5 cm×2.8 cm×1.6 cm。

超声提示：左卵巢囊肿（黄体囊肿可能）

建议：月经后复查

3. 黄素囊肿

（1）病因　与滋养层细胞肿瘤伴发，如葡萄胎患者，由于绒毛膜促性腺激素刺激卵泡使之过度黄体化所引起的囊肿。

（2）超声诊断要点　卵巢内出现圆形或椭圆形多房性囊肿图像，常为双侧，一般可达 10～20 cm。随滋养层细胞肿瘤治疗后，囊肿可自行消退。

（3）报告单书写　子宫前位，大小约 6.9 cm×5.5 cm×4.8 cm，宫腔线不清晰，宫腔内见不均质回声约 4.7 cm×3.5 cm×3.1 cm，内见呈蜂窝状，宫内未见典型孕囊回声，肌层回声欠均匀。

左卵巢大小约 5.7 cm×4.5 cm×3.6 cm，内见 4.3 cm×3.5 cm×3.1 cm 无回声，边界清晰，形态规则，壁薄，后方回声增强，内见分隔。右卵巢大小约 5.5 cm×4.7 cm×3.6 cm。内见 4.6 cm×3.8 cm×3.3 cm 无回声，边界清晰，形态规则，壁薄，后方回声增强，内见分隔。

超声提示：宫内未见典型孕囊
　　　　　宫内异常回声（葡萄胎可能）
　　　　　双侧卵巢多房囊肿（黄素囊肿?）

4. 卵巢子宫内膜异位囊肿（巧克力囊肿）

（1）病因　卵巢子宫内膜异位囊肿，又称巧克力囊肿。由异位到卵巢的子宫内膜随卵巢功能变化，周期性出血和其周围组织纤维化而逐渐形成囊肿。

（2）病理　囊内含有巧克力样陈旧性血液，囊肿多与周围组织紧密相连。

（3）临床表现　一般有继发性、渐进性、逐年加重的痛经，可伴有月经失调和不孕。

（4）超声诊断要点　多见于卵巢内出现圆形或不规则无回声区，壁厚，内壁欠光滑，内有细弱的点状回声，后方回声增强，可随体位移动，大小一般为 5～6 cm，大小及内部回声可随月经周期有变化。

（5）报告单书写　子宫大小约 6.5 cm×4.5 cm×4.7 cm，宫腔线清晰，前移，内膜厚 1.0 cm，后壁肌层回声不均匀约 3.5 cm×2.5 cm×2.3 cm，周界不清，无明显包膜，CDFI：周边未见环状及半环状血流信号。

左卵巢大小约 4.4 cm×3.5 cm×3.0 cm，内见 3.3 cm×2.5 cm×2.1 cm 囊性包块，周界欠清晰，形态大致规则，内壁不光滑，内充满均匀细点状回声。右卵巢大小约 4.5 cm×3.8 cm×3.4 cm，内见 3.9 cm×2.7 cm×2.3 cm 囊性包块，周界尚清，形态尚规则，壁厚，内壁不光滑，内充满细弱的点状回声。

超声提示：子宫腺肌症?
　　　　　双侧卵巢囊性包块（巧克力囊肿可能）

5. 多囊卵巢综合征

（1）病因　由于雄激素水平升高，雌激素水平降低，卵巢增大，卵泡数量增多且发育不成熟。

（2）病理　最突出的是许多卵细胞周围的卵泡膜增生伴黄素表现，卵泡膜细胞产生雌激素，阻止排卵，导致多囊卵巢形成，一般表现为双侧卵巢对称性增大。28%～40%的卵巢为正常大小，为单侧增大。卵巢表面光滑，白膜增厚，纤维化，其下是一些小的充满液体的滤泡，直径为0.25～0.6 cm，卵巢基质增加，闭锁卵泡增加，罕见黄体和白体。

（3）临床表现　月经稀少、不孕、肥胖、多毛。

（4）超声诊断要点　①双侧卵巢增大，被膜回声增强、增厚，与周围组织分界清楚；②卵巢内可见大小不等的圆形、椭圆形小的无回声区，多在10个以上，直径多小于0.6 cm；③由于囊状卵泡不排卵，动态观察时，无突然缩小或消失，而是逐渐萎缩；④阴道超声显示卵巢白膜下多个无回声小囊肿，小囊不超出卵巢表面。可能与卵巢包膜肥厚有关。有人认为卵巢间质回声增强是多囊卵巢综合征（PCOD）的最敏感、最特异的超声特点。

（5）报告单书写　子宫大小约5.0 cm×4.1 cm×3.0 cm，形态正常，基层回声均匀，内膜线显示清，厚0.5 cm，右卵巢大小约4.5 cm×3.8 cm×3.4 cm，左卵巢大小约5.1 cm×3.5 cm×3.0 cm，双卵巢内均可见10余个直径约为0.8 cm的囊泡样结构，边界清。

超声提示：双侧卵巢增大

多囊卵巢

（二）卵巢赘生性肿物

1. 卵巢良性肿物

肿块边界清晰，形态规则，壁完整光滑，多为囊性或以囊性为主的混合性肿块，少数为实质性肿块，囊肿内隔膜规则或有子囊显示。肿块内实质部分回声较均匀，囊性肿块后方回声增强，实质性肿块后方常不伴回声衰减。CDFI：病变内和周边多无血流信号显示，或可见规则的细小的血管，可有彩色血流信号显示。如：卵巢浆液性囊腺瘤、卵巢黏液性囊腺瘤、卵巢畸胎瘤、卵巢纤维瘤等。卵巢肿瘤是妇女常见的肿瘤，可发生于任何年龄，20～50岁最常见。根据卵巢肿瘤的物理性质不同，超声可分为囊性、实质性和混合性。

（1）卵巢囊性肿物

①超声诊断要点：肿物呈圆形或椭圆形，轮廓光滑、规则、壁薄、内呈无回声区，或有稀疏点状回声，内可有线状分隔，其局部或全部增厚，内壁可见乳头状突起，但表面光滑，肿块后壁及后方有增强效应。

②报告单书写：子宫大小约6.0 cm×4.3 cm×3.8 cm，宫腔线清晰，居中，内膜厚1.1 cm，肌层回声均匀。

左卵巢显示不清，左附件区见9.4 cm×8.5 cm×8.0 cm囊性肿物，周界尚清晰，形态大致规则，壁薄，后方回声增强，内有线状回声及稀疏点状回声。右卵巢大小约3.5 cm×2.7 cm×1.3 cm。

超声提示：左附件多房性囊性肿物（左卵巢囊肿可能）

（2）卵巢实性肿物

①超声诊断要点：肿物形态规则或不规则，边界清晰或模糊，内部有密集的点状或团块状均匀或不均质回声。

②报告单书写：子宫大小约5.0 cm×4.3 cm×3.5 cm，宫腔线清晰，居中，内膜厚1.0 cm，肌层回声大致均匀。

左卵巢大小约 5.4 cm×4.5 cm×3.9 cm，内见 3.8 cm×3.5 cm×3.2 cm 实性包块，周界不清晰，形态不规则，后方回声衰减，CDFI：包块内可见少许血流信号，RI：0.46，右卵巢大小约 3.3 cm×2.7 cm×1.2 cm。

超声提示：左卵巢实性肿物性质待查（恶性肿瘤待除外）

建议：转上级医院会诊

（3）卵巢混合性肿物

①超声诊断要点：肿物以囊性为主的混合性肿块，形态多较规则，囊壁回声多光滑，无回声区内有局限性的团块状回声或点状强回声。肿物以实性为主的混合性肿块，其内大部分为规则或不规则的团块状回声，小部分为无回声区，肿块边界清晰或模糊，后壁及后方回声无明显增强效应。

②报告单书写：子宫大小约 6.2 cm × 4.4 cm × 4.0 cm，宫腔线清晰，居中，内膜厚 0.8 cm，肌层回声均匀。

左卵巢大小约 3.5 cm×2.7 cm×1.3 cm，右卵巢大小约 6.7 cm×6.5 cm×6.0 cm，内见 6.2 cm×5.5 cm×4.9 cm 以囊性为主的囊实性包块，周界欠清晰，形态大致规则，壁尚光滑，实性部分后方伴声影，囊性部分透声差，CDFI：实性部分无明显血流信号。

超声提示：右卵巢囊实性肿物（畸胎瘤?）

建议：转上级医院会诊

2. 卵巢恶性肿瘤

肿块形态多不规则，以实质性居多，内部回声强弱不均或融合成团块状回声，壁不规则，或有凸向囊腔的实性区，多呈乳头状突起，隔膜增厚不整齐，有浸润或肿瘤向外生长时，肿块轮廓不清，边缘不整齐，多伴有粘连性腹腔积液暗区。CDFI：病变内和周边显示有较丰富的血流信号，频谱多普勒显示为高血流速度和低阻力特征，RI：<0.4 作为诊断恶性肿瘤的重要依据。如：卵巢浆液性囊腺癌、卵巢黏液性囊腺癌、卵巢转移性恶性肿瘤等。

超声诊断卵巢良恶性肿瘤有一定的局限性，应结合有关临床资料综合分析，以提高诊断符合率。

第三节　输　卵　管

双侧输卵管起源于双侧子宫角并越过各自一侧的卵巢，全长约 8～14 cm，为一对细长而弯曲的管状结构，内与子宫角相通连，外端游离，而与卵巢接近，管外径 0.8～1.0 cm，管内径很难区分。正常的输卵管很难通过超声检查从周围的血管和输卵管韧带中分辨出来，通常是不显示的，除非有异常或其周围有积液或输卵管积水时容易显示。

（一）输卵管积水

1. 病因　常由子宫内膜炎发展而来，输卵管炎症致使伞端闭锁，管腔液体积存。

2. 临床表现　典型症状为下腹疼痛伴发热，可以出现膀胱或直肠刺激症状。

3. 超声诊断要点　附件区见囊性包块呈管状，内有不全分隔，呈“S”形，子宫腔和盆腔可有积液。

4. 报告单书写　子宫大小约 6.0 cm×4.7 cm×4.5 cm，宫腔线欠清晰，居中，内膜厚 1.2 cm，内回声不均匀，肌层回声大致均匀。

左卵巢大小约3.4 cm×2.5 cm×2.0 cm，左附件区见4.3 cm×1.5 cm×1.2 cm囊性包块，周界尚清晰，形态不规则呈“S”形。右卵巢大小约3.3 cm×2.7 cm×1.2 cm。

超声提示：左附件区囊性包块（输卵管积水可能）

第四节　子宫内节育器

一、宫内节育器

（一）节育器的类型

1. 金属环　不锈钢单环、双环、麻花环。

2. 混合环　外绕不锈钢丝的塑料芯混合环。

3. 塑料节育环　节育花。

4. 带铜的节育环　也称铜体。

（二）宫内节育器的超声表现与定位

1. 超声表现　宫内节育器的回声可与节育器的形态相一致，多呈带状强回声，在子宫内的纵切面呈“二”或“一”形强回声带，在子宫内横切面呈与节育器形态相似的强回声，稍微倾斜探头可显示完整的节育器强回声，如：“T”形、“V”形、“O”等形状的节育器回声，后方伴彗星尾征，亦可伴声影。识别的标准是特殊的形态特征、后方伴随声影或多重反射伪像。

2. 超声定位　宫内节育器的避孕效果，主要取决于节育器在宫内的合适位置，判断的标准为必须确定节育器是否放置在近子宫底部的内膜腔内。当节育器在宫腔内时，可见节育器周围的子宫内膜低回声晕圈环绕。一般子宫底肌壁厚度为1.2～2.0 cm，故子宫内节育器的定位应在子宫纵切面图像上测量节育器上缘到宫底外缘的距离，在2.0 cm以内为节育器位置正常，超过此值可提示节育器位置下移。当节育器位置偏于一侧宫壁内，可提示节育器嵌入子宫肌层。宫内未探及节育器强回声，而在子宫外探及具有节育器特征的声像图，可提示节育器外移。

3. 报告单书写　子宫大小约5.7 cm×4.9 cm×3.5 cm，宫腔线尚清晰，居中，内膜厚1.1 cm，宫腔内见节育环强回声，环上缘距子宫底外缘约1.6 cm，肌层回声均匀。

左卵巢大小约3.4 cm×2.9 cm×1.3 cm，右卵巢大小约3.6 cm×2.7 cm×1.2 cm。

超声提示：宫内节育器　位置正常

（邓德珍）

第十七章　产科超声

第一节　子宫内妊娠

一、早期妊娠的超声表现与测量

（一）早期妊娠的超声表现（早期妊娠是指4周0天至12周6天的妊娠）

1. 妊娠囊（GS）　在增大的子宫内显示一圆形或近圆形无回声，妊娠囊的重要特征是双环征，囊壁完整无缺，厚度基本一致，回声强度接近一致。经阴道或经直肠超声检查，常在4.0～4.5孕周发现，经腹部检查一般在孕5.0～5.5孕周显示。通过测量妊娠囊的大小来推算妊娠的周数，根据妊娠囊的数目推测妊娠的胎数。

2. 卵黄囊（YS）　子宫内显示一小的圆或类圆形囊性结构，直径在0.3～1.0 cm，平均为0.5 cm，最早在5孕周出现，10孕周左右开始消失，12孕周后完全消失。超声发现卵黄囊可以肯定为宫内妊娠，指示有胚胎组织存在，胚胎良好。如多切面扫查仍不能发现卵黄囊，则可能为胚胎停止发育或发育异常。

3. 胚胎（F）　约在5～6孕周时，在妊娠囊内可见一点状胚胎回声，位于卵黄囊的一侧，6～7孕周可见到胎心搏动，7～8孕周可见到胎动，8孕周后可显示胚胎肢芽，11～12孕周可清晰显示胎头及胎儿肢体回声。

4. 胎盘（PL）与脐带（UC）　超声最早显示的是妊娠囊周围的绒毛膜环（双环征的内环）回声较强。开始时，内环壁的厚度差不多，因为绒毛膜囊四周都有绒毛。在妊娠8周以后，部分包蜕膜处的绒毛开始退化，强回声环变薄。其余部分的底蜕膜处出现渐渐增厚改变，形成最早期的胎盘。9～10孕周可显示较典型的半月形的胎盘回声，并可见到扭曲状的脐带内有两条动脉和一条静脉，连结于胎儿与胎盘之间。

（二）早期妊娠的测量

1. 妊娠囊（GS）　妊娠囊的发育与孕龄密切相关，由于妊娠囊壁环状结构较厚，各径一律取其内径。当妊娠囊呈大致圆形时，只需测量妊娠囊的最大长径。当妊娠囊呈卵圆形甚至呈圆柱形时，必须测量平均内径。根据妊娠囊的大小预测孕周，一般在孕7周内应用。

2. 顶臀长度（CRL）　测量胚胎头部的顶点到臀部最低点的距离，不包括肢体，是早孕期估计孕龄的最佳方法之一，最宜测量时间为孕7～12周。

3. 报告单书写　子宫大小约7.0 cm×6.3 cm×5.5 cm，宫内见孕囊回声，大小约3.0 cm×2.3 cm×2.0 cm，囊内见卵黄囊回声，直径约0.4 cm，胎芽长1.6 cm，可见胎心搏动，肌层回声大致均匀。

左卵巢大小约3.4 cm×2.5 cm×1.7 cm，右卵巢大小约3.3 cm×2.7 cm×1.6 cm。

超声提示：宫内早孕　活胎　约8周

二、中、晚期妊娠的超声表现与测量

（一）中、晚期妊娠的超声表现

（中期妊娠是指妊娠13周0天至27周6天，晚期妊娠是指妊娠28周0天至足月）

1. 胎儿　先寻找胎头，以胎头为支点寻找胎儿脊柱、胸、腹、肢体等结构。

（1）胎头　颅脑评定，通常应用胎颅的横切、矢状与冠状等切面检查。切面越多，观察越仔细，评定效果越好。探查时探头尽量保持与脑中线结构垂直，枕横位是观察颅脑最理想的胎方位。颅骨为圆形或椭圆形强回声，中央的线状强回声结构为半球间裂，将大脑分为两个半球。脑中线的两侧为对称的侧脑室，宽度约为大脑半球的1/3，其外侧壁为线状强回声，脑室为无回声，内可见强回声的脉络膜丛。透明隔位于脑中线的前方，呈一小的长方形无回声。第三脑室位于其后尾侧，呈一由两条十分靠近的短线状回声构成的狭小的间隙，其后方脑中线的两侧为成对的丘脑，呈心形，心尖指向枕部。此切面为BPD测量的标准切面。用于判断胎位、推算孕周、筛查胎头畸形等。

（2）脊柱　常用纵、横两种切面显示胎儿脊柱，纵切面呈两条平行近似于等距离的串珠状强回声带，从颈椎延续到骶椎，其头端在颈部展开，尾端在骶椎附近聚拢变细，腰部稍显增宽，在两条强回声带之间为椎管的管状无回声。横切面脊柱外形显示为有中断现象的近圆形或三角形强回声结构，其内的圆形无回声为椎管回声。脊柱有三个骨化中心，一个在前，称前骨化中心，两个在后，称后骨化中心。主要筛查胎儿脊柱裂畸形。

（3）面部　眼位于面部的上方，呈对称的圆形或圆锥状无回声。鼻孔位于面部的中下部，呈两个小的无回声。口唇线连续完好。主要筛查胎儿唇腭裂畸形。

（4）心脏　位于胸腔偏左侧，有节律搏动的心形结构，分为左、右心房和左、右心室四个腔。用于判断胎儿是否存活及筛查心内较大的结构异常。

（5）腹壁　前腹壁由皮肤、皮下组织和肌肉构成。腹壁线连续，其正中可见脐带入口。主要筛查胎儿脐膨出及腹裂畸形。

（6）胃泡　位于腹腔左上部，呈圆形或类圆形无回声。主要筛查胎儿食管闭锁及十二指肠闭锁。

（7）肾脏　位于腰部脊柱两侧，呈蚕豆形低回声结构，可区分肾实质与集合系统。主要筛查胎儿肾缺如、多囊肾。

（8）膀胱　位于腹腔下部，呈近似圆形无回声，随胎儿排尿情况其大小可有变化，主要筛查胎儿尿道梗阻。

（9）肢体　胎儿肢体骨骼位置多种多样。上肢骨扫查需沿着胎儿的长轴，在胎头的下端先找到胎儿的肩部，以此为支点向手部方向做纵向扫查，滑行并转动探头，从上往下依次显示肱骨、尺、桡骨和手骨。下肢骨需先沿着脊柱远端显示骨盆部位，以此为支点向足部做纵向扫查，滑行并转动探头，依次显示出股骨、胫骨、腓骨和足骨。测量一侧股骨及一侧肱骨长度，用于推测孕周及筛查胎儿肢体较明显畸形。

（10）外生殖器　对胎儿性别的鉴定必须严格遵守国家法律，仅用于与性别有关的遗传性疾病的筛查，违反上述原则是违法行为。

2. 胎盘

为一扁圆形盘状物，附着于子宫内壁的底部、前壁、后壁、侧壁或宫颈上方呈半月形弥漫细小点状回声，随孕龄及其成熟度而异，直径 16～20 cm。成熟度分为 4 级，包括绒膜板、胎盘实质、基底膜三部分。0 级：代表最早的胎盘分级，其绒膜板光滑，界限清晰，回声均匀，基板规则，一般在 29 孕周前。1 级：胎盘呈特征性的波浪起伏，内有稀疏的点状致密回声，基板规则，主要见于 29 孕周后。2 级：绒膜板的波浪有逗号样强回声线，从绒膜板延伸到胎盘实质，但没有达基板，沿着基板可见线状强回声，多见于 36 孕周后。3 级：由于胎盘隔有钙沉积，逗号样强回声达到基板，围绕胎盘小叶形成完全的钙化环，主要见于 38 孕周后，尤其是 40 孕周后。主要用于诊断前置胎盘、胎盘早剥及胎盘成熟度。

3. 脐带　直径 2～3 cm，表面为羊膜包裹，内含一条静脉和两条动脉及华氏胶。纵切面呈三条平行扭曲管状无回声结构，横切面为 1 大 2 小的 3 个圆形无回声区。主要用于筛查单脐动脉和探测脐带动脉血流频谱。

4. 羊水　在中期妊娠时羊水量充足，透声性良好。晚期妊娠时在液性区可见散在中等强度之点状回声，羊水最大垂直深度为 3～8 cm，羊水过多或过少常是胎儿畸形的线索。

（二）常用胎儿生长参数的测量方法

1. 双顶间径（BPD）　胎头呈椭圆形，脑中线居中呈断续状，可见或隐约可见两侧丘脑。取近端颅骨回声外缘至远端颅骨回声内缘（亦可取近端颅骨回声中点至远端颅骨回声中点）之间的距离，测量与脑中线相垂直的胎头最大径。

2. 头围（HC）　取测量 BPD 的标准切面，测量颅骨回声外缘至对侧颅骨外缘的前后径和横径，按公式（D1＋D2）×1.57 计算，或用电子求积仪沿胎颅声像图外缘绘出轮廓而求得。

3. 腹围（AC）　取胎心尾侧、胎肾头侧及胎儿脊柱垂直的腹部横切面，切面内需显示肝脏，肝内应见门脉左支的脐部，显示的脐静脉与胎腹两侧壁基本等距，同时显示部分胃泡无回声区及脊柱的三个骨化点。测量近侧腹壁的外缘到对侧腹壁的外缘之间的前后径和横径，按公式（D1＋D2）×1.57 计算，或用电子求积仪沿胎腹声像图外缘绘出轮廓而求得。

4. 股骨长径（FL）　纵切股骨，显示整条股骨干，测量股骨两端的距离。

5. 超声报告书写　胎头位于耻上，双顶径 8.5 cm，头围 31.2 cm，腹围 32.6 cm，股骨长 6.7 cm，肱骨长 5.9 cm，羊水最大深度 4.7 cm，胎盘位于子宫前壁，成熟度Ⅱ度，可见胎动，胎心率 144 次/分，胎儿颈部见“W”形压迹，CDFI：显示彩色脐带动脉血流信号。

超声提示：

（1）宫内晚孕 单活胎 头位 约 35 周

（2）脐带绕颈 2 周

第二节　异 常 妊 娠

一、流产的临床及超声表现

凡妊娠不到 20 孕周，体重不足 500 g，而终止妊娠者称流产。其中发生在妊娠 12 孕周以前者，称早期流产，发生在妊娠 12 孕周以后者，称晚期流产。流产依其不同的临床过程，可分为先兆流产、难免流产和过期流产。

（一）先兆流产

1. 临床表现　停经后出现阴道少量出血，伴下腹轻微疼痛及下坠感，仍有早孕反应，尿妊娠试验阳性。

2. 超声诊断要点　子宫腔内见完整的孕囊，囊内见胚胎及胎心搏动，卵黄囊存在，直径小于 1.0 cm，宫腔内见不规则低或无回声区。

3. 报告单书写　子宫大小约 6.2 cm×5.0 cm×4.4 cm，宫内见孕囊回声，大小约 2.8 cm×2.3 cm×2.1 cm，囊内见卵黄囊及胎芽回声，卵黄囊直径约 0.3 cm，胎芽长约 1.1 cm，可见胎心搏动，胎囊下方见不规则无回声区，范围约 1.8 cm×1.5 cm×1.1 cm，肌层回声大致均匀。

左卵巢大小约 3.4 cm×2.4 cm×1.3 cm，右卵巢大小约 3.1 cm×2.7 cm×1.4 cm。

超声提示：

（1）宫内早孕　活胎　约 7 周

（2）宫腔积血

（二）难免流产

1. 临床表现　由先兆流产发展而来，继续妊娠已不太可能，阴道出血量增多，尿妊娠试验多为阴性，甚至有羊水流出或胎囊膨出于子宫颈口。

2. 超声诊断要点　子宫腔内孕囊变形移向宫颈内口方向，胚胎内胎心搏动及肢体活动消失，多普勒超声未显示胚胎内心管搏动的频谱。

3. 报告单书写　子宫大小约 7.6 cm×6.0 cm×5.5 cm，宫内见孕囊回声，大小约 3.8 cm×2.5 cm×2.0 cm，位置下移至宫颈管内，囊内见卵黄囊及卵黄囊回声，卵黄囊直径约 0.6 cm，胎芽长 1.6 cm，未见胎心搏动，PW：未探及胎心搏动。胎囊周围见不规则无回声，范围约 2.8 cm×1.7 cm×1.1 cm，肌层回声大致均匀。

左卵巢大小约 3.3 cm×2.4 cm×1.2 cm，右卵巢大小约 3.2 cm×2.6 cm×1.2 cm。

超声提示：

（1）宫内早孕　胚胎停止发育　约 8 周（难免流产）

（2）宫腔积血

（三）过期流产

1. 临床表现　胚胎死亡达 2 个月以上未自然排出，多有先兆流产的经过，子宫增大不明显或缩小，妊娠反应消失，可有反复性阴道出血，尿妊娠试验阴性。

2. 超声诊断要点　子宫大小较同孕龄小，子宫内显示枯萎的妊娠囊，囊内无正常胚胎结构，无胎心搏动和胎动，子宫内见不规则无回声区，多普勒超声无心管搏动频谱。

3. 报告单书写　子宫大小约 7.8 cm×6.4 cm×5.3 cm，宫内见孕囊回声，大小约 4.0 cm×3.4 cm×1.6 cm，囊内见卵黄囊及胎芽回声，卵黄囊直径约 0.8 cm，胎芽长 0.6 cm，未见胎心搏动，PW：未探及胎心搏动，胎囊周围见不规则无回声，范围约 3.5 cm×1.7 cm×1.3 cm，肌层回声大致均匀。

左卵巢大小约 3.2 cm×2.4 cm×1.9 cm，右卵巢大小约 3.4 cm×2.8 cm×1.8 cm。

超声提示：宫内早孕 胚胎停止发育约 6 周（过期流产）

　　　　　宫腔积血

二、葡萄胎

1. 临床表现　葡萄胎系滋养叶疾病中最常见的一类。由于滋养叶细胞增生和绒毛间质水肿，绒毛变成大小不等的水泡。孕妇在妊娠早期或中期出现不规则阴道出血及中毒症状，子宫常大于孕周，可伴有黄素囊肿，尿妊娠试验阳性。

2. 超声诊断要点　子宫常大于孕周，子宫内无正常胚胎，而充满大小不等的点状和团块状回声，其间夹有很多散在的小无回声区，呈蜂窝状。在子宫旁双侧或单侧常可发现多房、大小不等的无回声区（黄素囊肿），葡萄胎被刮出后2～4周，黄素囊肿逐渐消失。

3. 报告单书写　子宫大小约8.6 cm×6.0 cm×5.6 cm，宫内未见正常胚胎回声，宫腔内充满大小不等的点状和团块状回声，其间夹有很多散在的小无回声区，呈蜂窝状，肌层回声欠均匀。

左卵巢大小约4.9 cm×4.4 cm×3.7 cm，内见无回声4.2 cm×3.8 cm×2.8 cm，内见分隔。右卵巢大小约4.2 cm×3.6 cm×3.2 cm.，内见无回声3.8 cm×3.4 cm×2.9 cm，内见分隔。

超声提示：

（1）宫内未见正常胚胎

（2）宫内异常回声（葡萄胎可能）

（3）双侧卵巢多房囊肿（黄素囊肿?）

三、多胎妊娠

1. 临床表现　子宫测值明显大于同孕龄的子宫测值。

2. 超声诊断要点　早期妊娠时，宫内显示两个或多个妊娠囊及胚胎，胚胎内见胎心搏动。早期妊娠末可显示两个或多个胎儿，一个或多个胎盘回声，可伴有羊水过多。

3. 报告单书写　子宫大小约7.2 cm×6.0 cm×5.4 cm，宫内见两个孕囊回声，大小分别约3.2 cm×2.3 cm×2.0 cm及3.0 cm×3.1 cm×2.7 cm，囊内均可见胎芽，长均约1.2 cm，均可见胎心搏动，囊内均可见卵黄囊，直径均约0.3 cm，肌层回声大致均匀。

左卵巢大小约3.4 cm×2.6 cm×2.2 cm，右卵巢大小约3.2 cm×2.6 cm×2.1 cm。

超声提示：宫内早孕　双胎　均活胎　均约7＋周

四、异位妊娠

1. 临床表现　异位妊娠是指受精卵在子宫腔以外的器官或组织中着床发育，95％为输卵管妊娠，其余发生在卵巢、腹腔、阔韧带及子宫颈等。在流产或破裂前无明显症状，可有妊娠反应，尿妊娠试验多为阳性。破裂后，病人突然感到下腹有撕裂样疼痛，持续或反复发作，常伴有恶心呕吐，肛门坠胀，可出现晕厥和休克。

2. 超声诊断要点　子宫正常或轻度增大，但小于停经月份，子宫内膜回声点状强回声稍增多或回声分布紊乱，部分病人子宫内显示单环状无回声“假妊娠囊”。附件区可见包块，边界不清晰，形态多不规则，未破裂前，包块内可显示妊娠囊，其内可显示胚芽，少数可有胎心搏动。破裂后，包块内回声更加紊乱，表现为强弱不一，分布不匀的杂乱团块状回声。子宫直肠窝、盆腔甚至腹腔内出现不规则无回声区，其间可有肠管漂浮。

3. 报告单书写　子宫大小约5.7 cm×4.5 cm×3.4 cm，宫腔线尚清晰，宫内膜厚1.2 cm，内回声欠均匀，宫内未见孕囊回声，肌层回声大致均匀。

左卵巢大小约 3.3 cm×2.7 cm×2.2 cm，右卵巢大小约 3.2 cm×2.8 cm×2.3 cm，其外侧可见 3.0 cm×2.7 cm×2.1 cm 包块，内见孕囊回声，大小约 2.2 cm×2.0 cm×1.1 cm，囊内见卵黄囊及胎芽回声，卵黄囊直径 0.3 cm，胎芽长 0.7 cm，可见胎心搏动，PW：可探及胎心博动。

盆腔可见不规则无回声，范围约 3.2 cm×1.4 cm，腹腔未见明显游离液体。

超声提示：

(1) 宫内未见孕囊

(2) 左附件包块（异位妊娠，活胎，约 6 周）

(3) 盆腔积液

第三节　胎 儿 畸 形

一、无脑畸形

1. 超声诊断要点　无论纵切、横切、斜切扫查，均探查不到清晰而光滑的圆或椭圆的环状胎头回声，仅显示一轮廓不规则的团块状瘤样结节。脑组织回声缺如，颜面部常可显示，眼球特别突出似“金鱼眼”，胎头外形似“蛙头”。常合并脊柱裂和其他畸形，多数合并羊水过多。

2. 报告单书写　胎儿头位于耻上，未探及正常胎儿颅骨强回声环，胎儿头端可见一瘤状结节，大小约 5.3×3.4 cm，其上可见眼睛和鼻子回声，腹围 19.6 cm，股骨长 4.7 cm，肱骨长 3.9 cm，羊水最大深度 9.1 cm，羊水指数 25.3 cm，胎盘位于子宫后壁，成熟度 0 度，可见胎动，胎心率 146 次/分。

超声提示：

(1) 宫内中孕 单活胎　头位　约 26 周

(2) 胎儿畸形（无脑儿）

(3) 羊水过多

二、脑积水

1. 超声诊断要点　胎儿头颅内部分或大部分显示液性无回声区或脑室无回声区扩大，其外侧壁距中线的距离大于或等于同侧颅骨外侧壁到中线距离的 1/3。脑中线可能偏移，脑实质被压缩贴近颅骨板，双顶间径及头围明显增大。

2. 报告单书写　胎儿头位于耻上，双顶径 8.1 cm，头围 30.2 cm，双侧侧脑室增宽，左侧宽约 1.6 cm，右侧宽约 1.3 cm，腹围 28.6 cm，股骨长 5.7 cm，肱骨长 5.1 cm，羊水最大深度 9.7 cm，羊水指数 27.6 cm，胎盘位于子宫前壁，成熟度 1 度，可见胎动，胎心率 148 次/分。

超声提示：

(1) 宫内晚孕　单活胎　头位　约 30 周

(2) 胎儿畸形（脑积水）

(3) 羊水过多

三、脊柱裂

1. 病理 脊柱裂系胚胎期间中缝组织闭合不全所致，表现为脊柱某段中缝缺损。

2. 临床表现 常因羊水过多致子宫增大，重症者可有压迫感，听胎心较遥远。

3. 超声诊断要点 胎儿背部皮肤线不连续，脊柱的两行串珠样强回声间距变宽，排列不整齐或形成角度，局部呈“V”形朝背侧的分叉。可合并脊髓和脊膜膨出，常合并羊水过多及其他畸形。

4. 报告单书写：胎儿头位于耻上，双顶径 6.1 cm，头围 22.6 cm，腹围 20.8 cm，股骨长 4.6 cm，肱骨长 4.1 cm，羊水最大深度 8.7 cm，羊水指数 25.6 cm，胎盘位于子宫前壁，成熟度 0 度，可见胎动，胎心率 144 次/分，胎儿脊柱中下段排列不整齐，背部皮肤线不连续，可见 3.1 cm×1.4 cm 囊性包块。

超声提示：

（1）宫内中孕 单活胎 头位 约 24＋周

（2）胎儿畸形（脊柱裂合并脊膜膨出）

（3）羊水过多

四、食管闭锁

1. 超声诊断要点 在胎儿左上腹部探查不到呈囊状的胃泡无回声区，可见到异常的吞咽及反吐表现，伴有羊水过多。

2. 报告单书写 胎儿头位于耻上，双顶径 6.0 cm，头围 21.2 cm，腹围 19.7 cm，股骨长 4.4 cm，肱骨长 4.0 cm，羊水最大深度 8.9 cm，羊水指数 25.6 cm，胎盘位于子宫前壁，成熟度 0 度，可见胎动，胎心率 154 次/分，胎儿上腹部未探及胃泡无回声。

超声提示：

（1）宫内中孕 单活胎 头位 约 24 周

（2）胎儿食管闭锁?

（3）羊水过多

五、十二指肠闭锁

1. 超声诊断要点 在胎儿上腹部探及大小两个无回声区，代表扩张的胎儿胃和十二指肠球部，呈典型的“双泡”征，两个暗区彼此相通，常伴有羊水过多。

2. 报告单书写 胎儿头位于耻上，双顶径 6.4 cm，头围 22.4 cm，腹围 20.6 cm，股骨长 4.7 cm，肱骨长 4.1 cm，羊水最大深度 8.6 cm，羊水指数 25.2 cm，胎盘位于子宫前壁，成熟度 0 度，可见胎动，胎心率 154 次/分，胎儿上腹部未探及正常胃泡回声，于胎儿上腹部可探及大小两个无回声区，大小约 3.7 cm×2.8 cm×2.4 cm，呈“双泡”征，两个无回声区彼此相通。

超声提示：

（1）宫内中孕 单活胎 头位 约 25 周

（2）胎儿十二指肠梗阻?

（3）羊水过多

六、肾积水

1. 超声诊断要点　肾脏的集合系统暗区增宽大于 1.5 cm，或大于肾宽度的 1/2，双侧肾积水可伴有羊水过少。

2. 报告单书写　胎儿头位于耻上，双顶径 8.8 cm，头围 32.5 cm，腹围 32.8 cm，股骨长 7.1 cm，肱骨长 6.3 cm，羊水最大深度 2.0 cm，羊水指数 4.6 cm，胎盘位于子宫前壁，成熟度Ⅱ度，可见胎动，胎心率 144 次/分，胎儿双侧肾盂增宽，左侧宽约 1.6 cm，右侧宽约 1.8 cm。

超声提示：

(1) 宫内晚孕　单活胎　头位　约 36 周

(2) 胎儿肾积水

(3) 羊水过少

七、多囊肾

1. 超声诊断要点　多为双侧肾皮质与髓质中显示无数大小不等的圆形、椭圆形多发性液性暗区，无回声区与肾盂之间不相通，正常肾组织很少，可合并羊水过少。

2. 报告单书写　胎儿头位于耻上，双顶径 6.1 cm，头围 21.1 cm，腹围 19.4 cm，股骨长 4.5 cm，肱骨长 4.0 cm，羊水最大深度 2.4 cm，羊水指数 4.8 cm，胎盘位于子宫前壁，成熟度 0 度，可见胎动，胎心率 154 次/分，胎儿双侧肾脏皮质及髓质中可见数个大小不等的无回声区，形态大致规则，与肾盂之间不相通。

超声提示：

(1) 宫内中孕　单活胎　头位　约 24 周

(2) 胎儿畸形（多囊肾?）

(3) 羊水过少

八、软骨发育不全

1. 病因　为常染色体显性遗传病。

2. 超声诊断要点　表现为胎儿四肢极度短小，胸腔狭窄，与胎头不相称，腹部膨隆。

3. 报告单书写　胎儿头位于耻上，双顶径 6.3 cm，头围 23.2 cm，腹围 21.4 cm，股骨长 2.6 cm，肱骨长 2.1 cm，羊水最大深度 5.0 cm，羊水指数 14.6 cm，胎盘位于子宫左侧壁，成熟度 0 度，可见胎动，胎心率 144 次/分，胎儿四肢长骨明显短于正常，胸围明显小于腹围。

超声提示：

(1) 宫内中孕　单活胎　头位　约 25 周

(2) 胎儿短肢畸形（软骨发育不全?）

第四节　胎盘与脐带疾病

一、前置胎盘

1. 定义　胎盘可位于子宫内壁的任何部分，如胎盘部分或全部掩盖子宫颈内口，称前置胎盘。

2. 临床表现 妊娠 28W 后无诱因的阴道出血。

3. 超声诊断要点 根据胎盘与子宫颈内口的关系，前置胎盘可分为：

(1) 低位胎盘 胎盘下缘距离子宫颈内口≤7.0 cm。

(2) 边缘性前置胎盘 胎盘下缘达子宫颈内口边缘。

(3) 部分性前置胎盘 子宫颈内口一部分被胎盘所掩盖。

(4) 中央性前置胎盘 胎盘完全覆盖子宫颈内口。

4. 报告单书写 胎儿头位于耻上，双顶径 9.1 cm，头围 32.2 cm，腹围 33.8 cm，股骨长 7.3 cm，肱骨长 6.4 cm，羊水最大深度 4.5 cm，羊水指数 14.2 cm，胎盘位于子宫前壁，成熟度Ⅲ度，下缘越过子宫颈内口，可见胎动，胎心率 154 次/分。

超声提示：

(1) 宫内晚孕 单活胎 头位 约 37+周

(2) 中央性前置胎盘

二、胎盘早剥

1. 定义 胎儿未娩出之前胎盘发生部分或完全性胎盘剥离称为胎盘早剥。

2. 临床表现 腹痛，阴道出血。

3. 超声诊断要点 根据出血的位置可分为胎盘后与边缘出血，根据出血量的多少及病程的长短，在胎盘与子宫之间或胎盘下缘显示轮廓不清，边缘不整齐，回声不均匀的无回声或低回声区，甚至强回声的血肿回声。有时可在子宫颈内口上方发现血凝块回声。当血液破入羊膜腔，羊水透声性下降并可见漂浮的微弱点状回声。若发生胎儿宫内发育迟缓或死亡，则可出现相应的超声表现。

4. 报告单书写 胎儿头位于耻上，双顶径 9.2 cm，头围 33.2 cm，腹围 34.1 cm，股骨长 7.4 cm，肱骨长 6.5 cm，羊水最大深度 5.0 cm，羊水指数 12.6 cm，胎盘位于子宫前壁，成熟度Ⅲ度，其下段局部增厚，内回声不均匀，未见明显胎动，胎心率 124 次/分。

超声提示：

(1) 宫内晚孕 单活胎 头位 约 38 周

(2) 胎盘早剥?

三、单一脐动脉脐带

1. 定义 脐带中只有一条脐动脉。

2. 临床表现 常合并胎儿宫内发育迟缓和胎儿畸形。

3. 超声诊断要点 脐带血管仅有两条，较粗的一条为脐静脉，较细的一条为脐动脉。

4. 报告单书写 胎儿头位于耻上，双顶径 6.0 cm，头围 20.9 cm，腹围 18.6 cm，股骨长 4.3 cm，肱骨长 3.5 cm，羊水最大深度 5.4 cm，羊水指数 14.6 cm，胎盘位于子宫前壁，成熟度 0 度，可见胎动，胎心率 134 次/分，脐带内及膀胱周围仅见一条脐动脉回声。

超声提示：

(1) 宫内中孕 单活胎 头位 约 24 周

(2) 单脐动脉

四、脐带绕颈

1. 超声诊断要点：发现胎儿颈后皮肤呈现脐带压迹或凹陷，颈部皮肤线呈“U”形压迹，为脐带绕颈一周，呈“W”形压迹，为脐带绕颈 2 周，呈“UUU”形压迹，为脐带绕颈 3 周。彩色多普勒血流显示胎儿颈后、颈旁，甚至颈前彩色血流信号及脐带血流频谱。

2. 报告单书写：胎儿头位于耻上，双顶径 9.4 cm，头围 33.4 cm，腹围 34.6 cm，股骨长 7.5 cm，肱骨长 6.7 cm，羊水最大深度 5.6 cm，羊水指数 12.6 cm，胎盘位于子宫右侧壁，成熟度Ⅲ度，可见胎动，胎心率 144 次/分，胎儿颈后皮肤可见“U”形压迹，CDFI：可见彩色脐带血流信号。

超声提示：

（1）宫内晚孕　单活胎　头位　约 39 周

（2）脐带绕颈 1 周

第五节　羊膜疾病

一、羊水过多

1. 定义　足月妊娠时羊水量超过 2000 ml。

2. 临床表现　腹胀，呼吸困难，下肢水肿。

3. 超声诊断要点　子宫明显大于同龄孕周，宫内探及大面积无回声区，羊水最大深度≥10.0 cm，可提示羊水过多，羊水指数＞18.0 cm，如合并胎儿神经系统和消化道畸形等疾病，可出现相应的声像图表现。

4. 报告单书写　胎儿头位于耻上，双顶径 8.8 cm，头围 31.7 cm，腹围 32.2 cm，股骨长 7.0 cm，肱骨长 6.3 cm，羊水最大深度 10.3 cm，羊水指数 22.6 cm，胎盘位于子宫前壁，成熟度Ⅱ度，可见胎动，胎心率 134 次/分。

超声提示：

（1）宫内晚孕　单活胎　头位　约 36 周

（2）羊水过多

二、羊水过少

1. 定义　羊水量少于 300～500 ml。

2. 临床表现　有胎膜破者，依据病史可以诊断。孕妇腹围小于相应孕周，胎儿肢体浮动感不明显。

3. 超声诊断要点　子宫可小于同龄孕周，宫内羊水量减少，羊水最大深度≤3.0 cm 或羊水指数＜5.0 cm，合并胎儿肾脏畸形、胎膜早破、过期妊娠，胎盘功能不全等疾病的相应表现。

4. 报告单书写　胎儿头位于耻上，双顶径 9.2 cm，头围 32.2 cm，腹围 33.6 cm，股骨长 7.4 cm，肱骨长 6.5 cm，羊水最大深度 2.5 cm，羊水指数 4.8 cm，胎盘位于子宫前壁，成熟度Ⅲ度，可见胎动，胎心率 144 次/分。

超声提示：

（1）宫内晚孕　单活胎　头位　约38周

（2）羊水过少

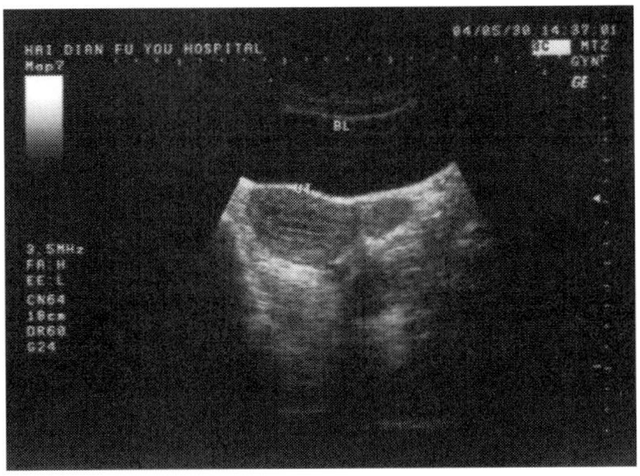

图 17-1　正常平位子宫

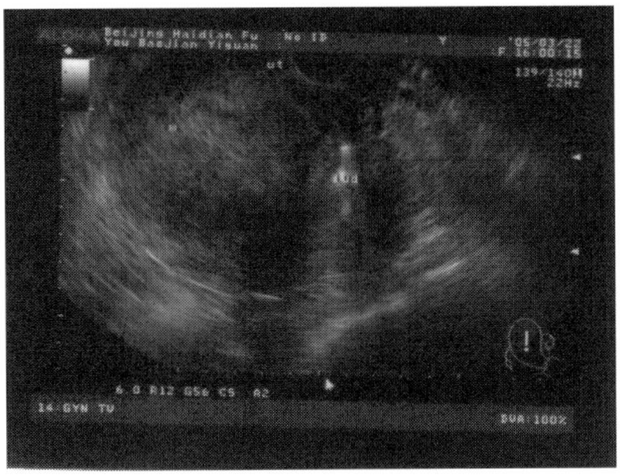

图 17-2　子宫肌壁间肌瘤

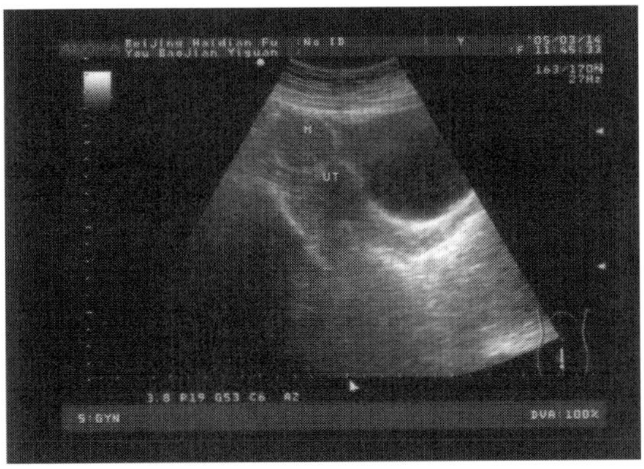

图 17-3　子宫浆膜下肌瘤

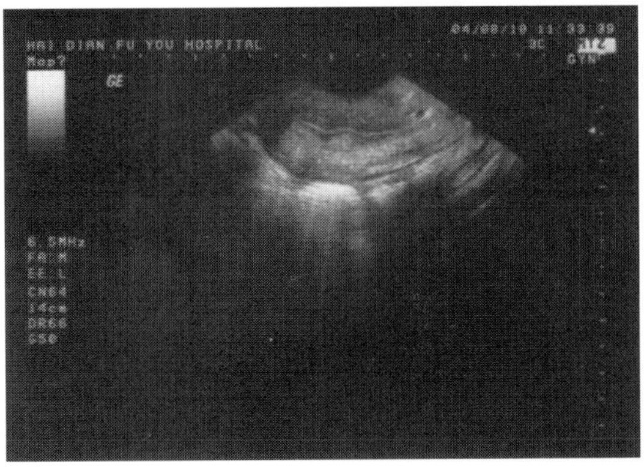

图 17-4　子宫黏膜下肌瘤

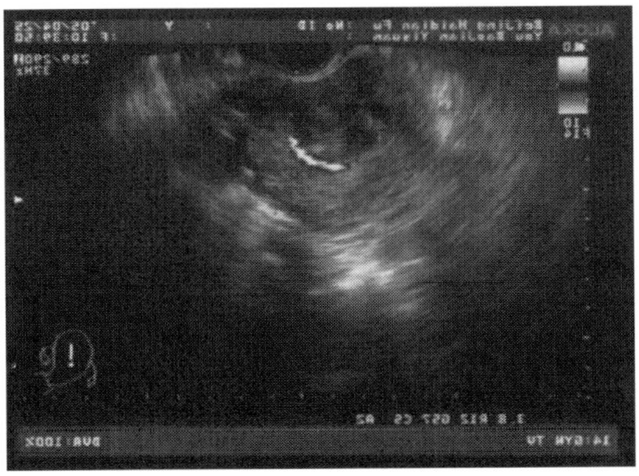

图 17-5　子宫肌瘤周边半环状血流信号

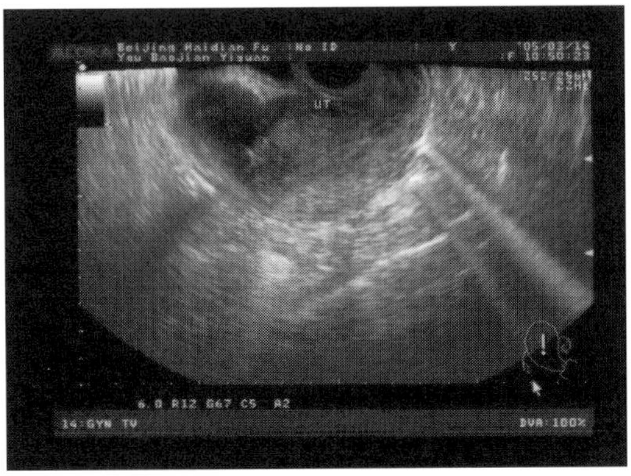

图 17-6　子宫腺肌症

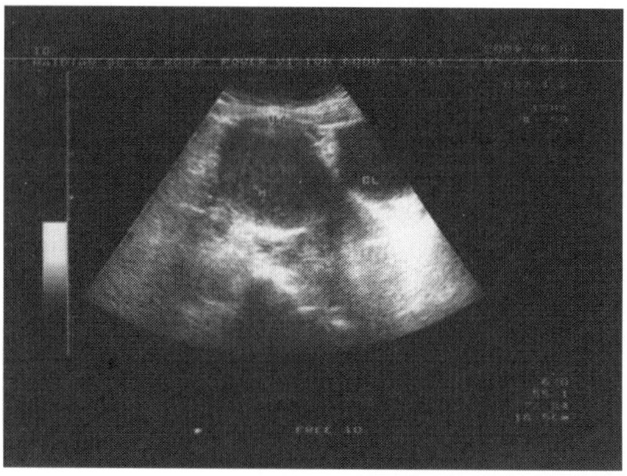

图 17－7　子宫腺肌症

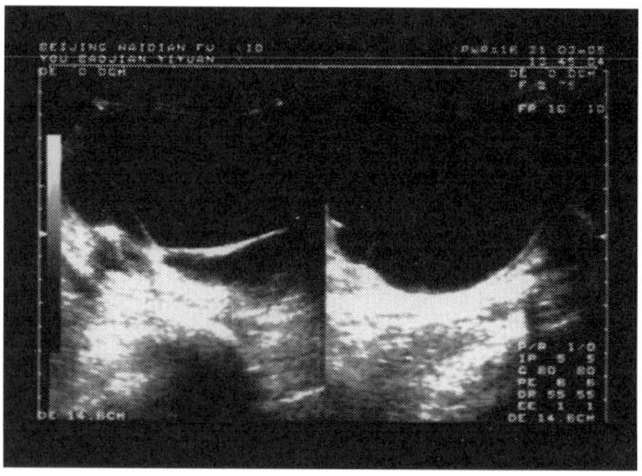

图 17－8　卵巢多房囊肿

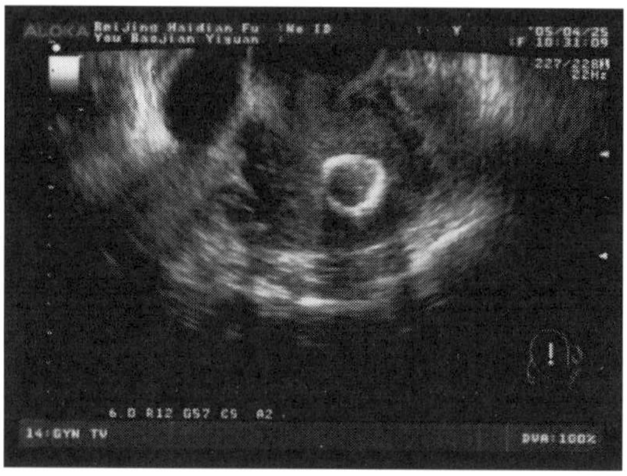

图 17－9　宫内节育器（O 形环）

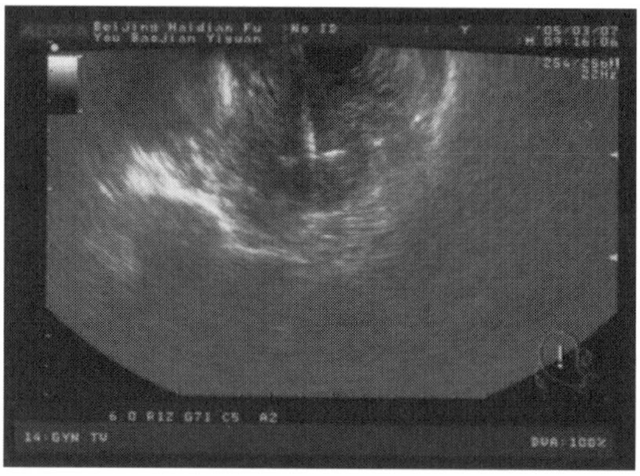

图 17－10　宫内节育器（T 形环）

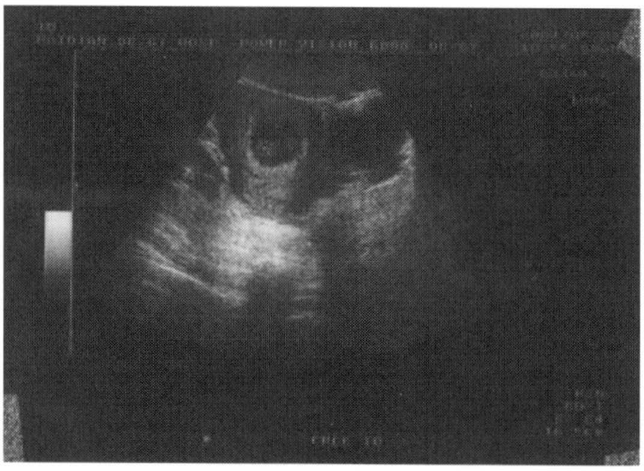

图 17－11　宫内妊娠囊

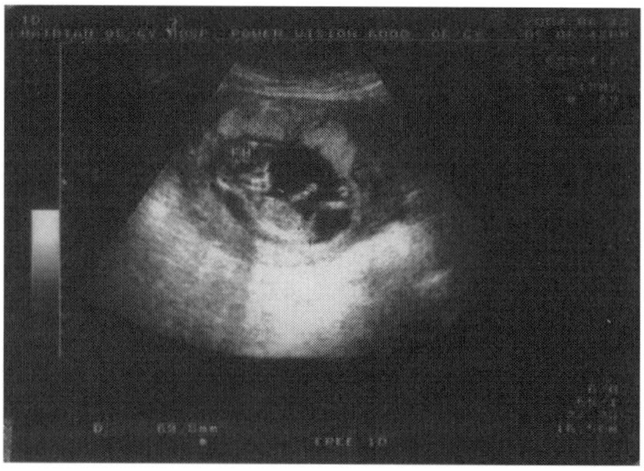

图 17－12　胎儿头臀长的测量

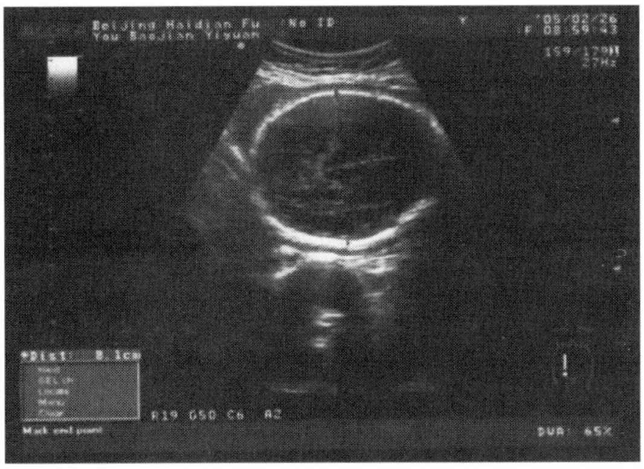

图 17－13　胎儿双顶径的测量

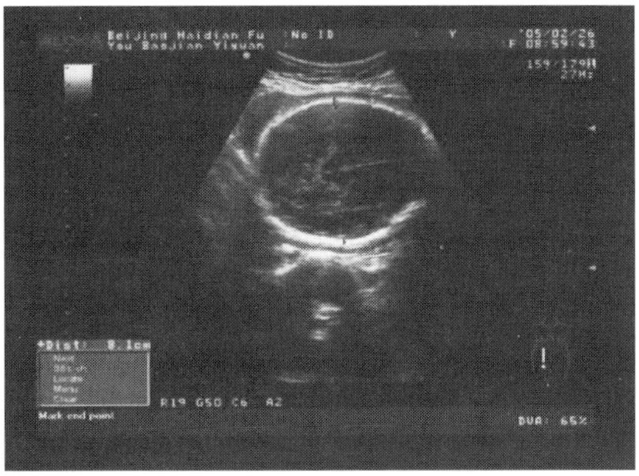

图 17－14　胎儿头围的测量

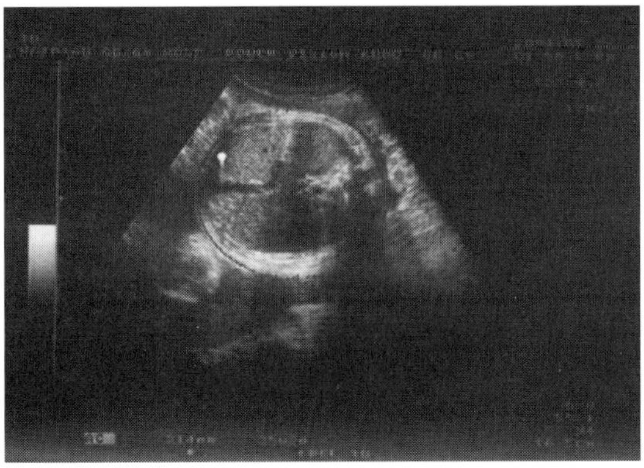

图 17－15　胎儿腹围的测量

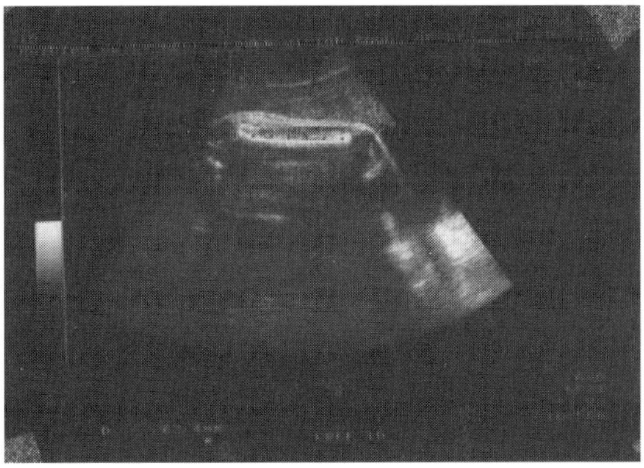

图 17－16　胎儿股骨长的测量

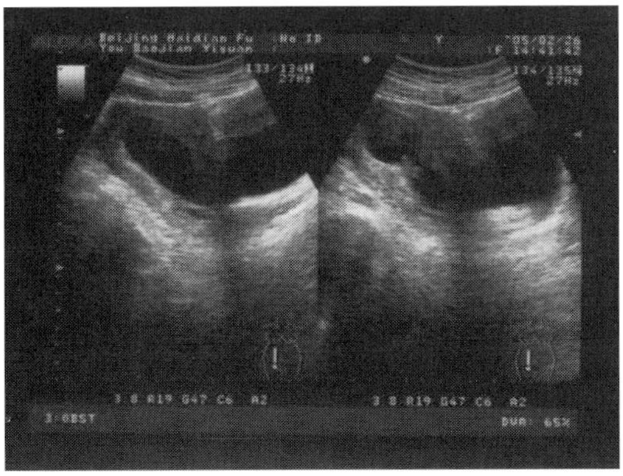

图 17－17　胎停育

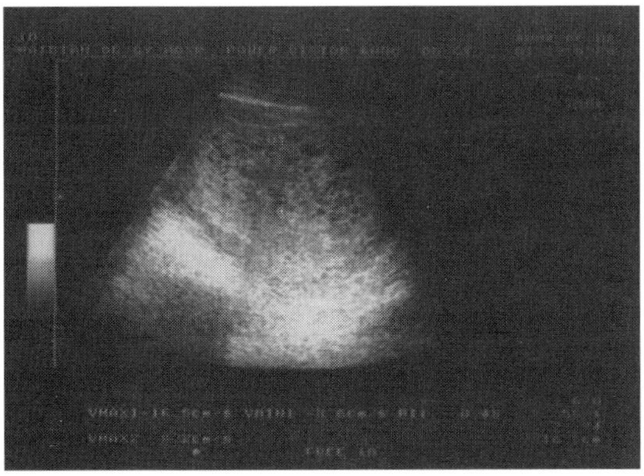

图 17－18　葡萄胎

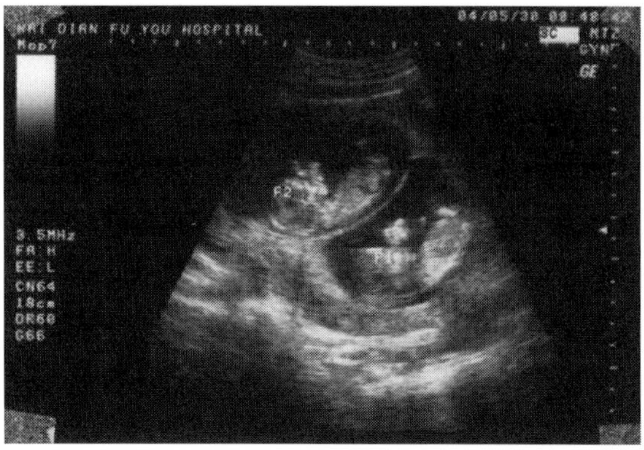

图 17－19　双胎妊娠

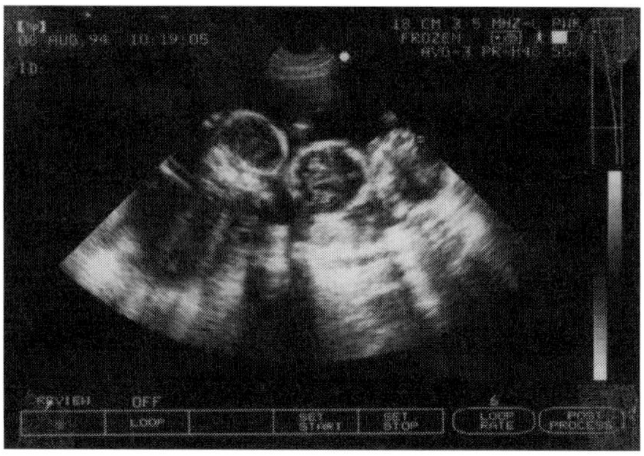

图 17－20　三胎妊娠

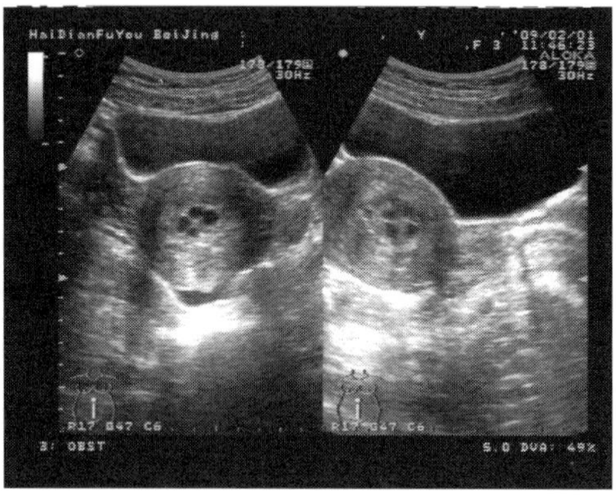

图 17－21　多胎妊娠

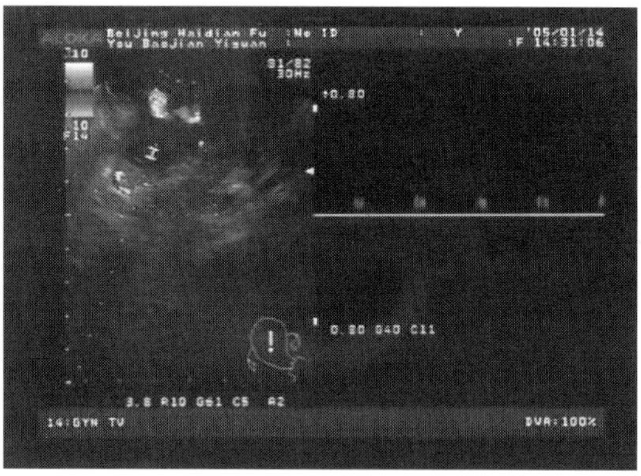

图 17－22　宫外妊娠　活胎

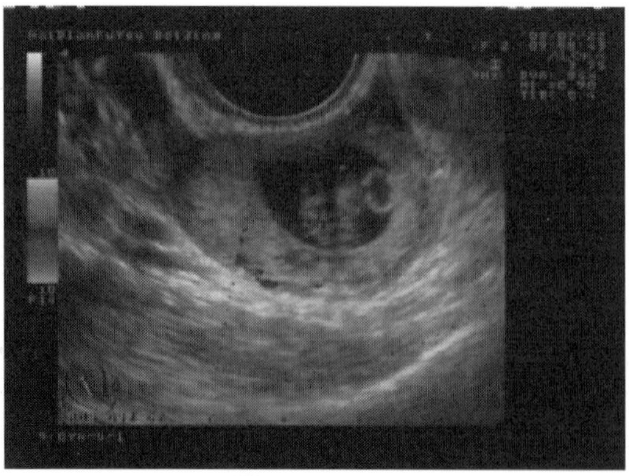

图 17－23　宫外妊娠　双活胎

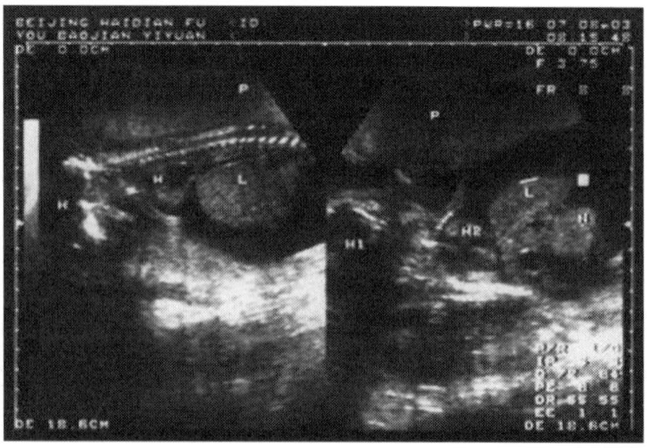

图 17－24　无脑儿合并内脏外翻

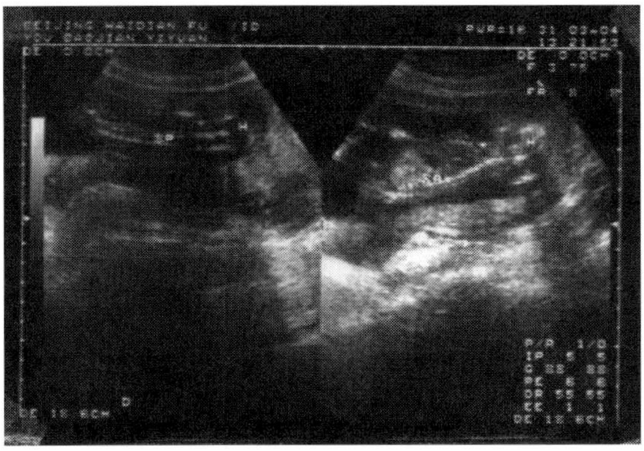

图 17－25 无脑儿

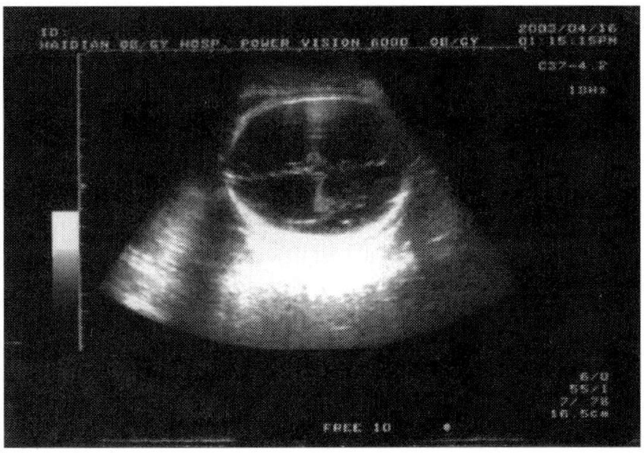

图 17－26 脑积水

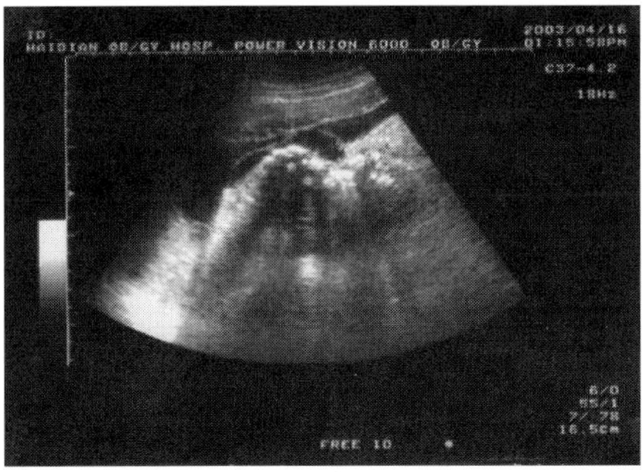

图 17－27 脊柱裂

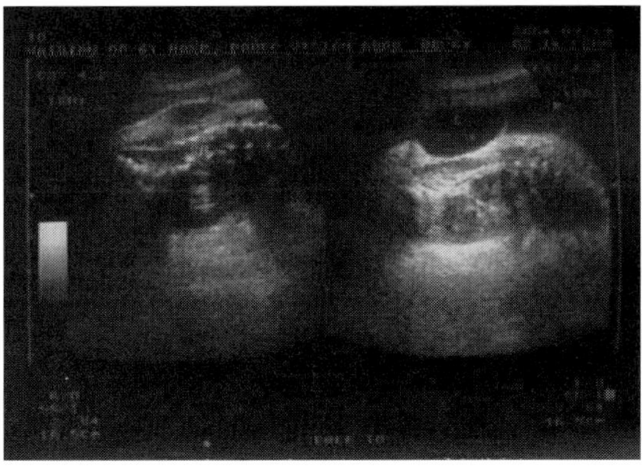

图 17－28 脊柱裂合并脊膜膨出

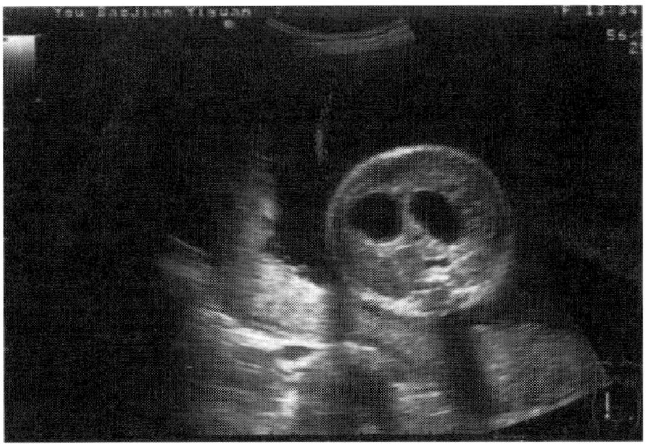

图 17－29 十二指肠梗阻

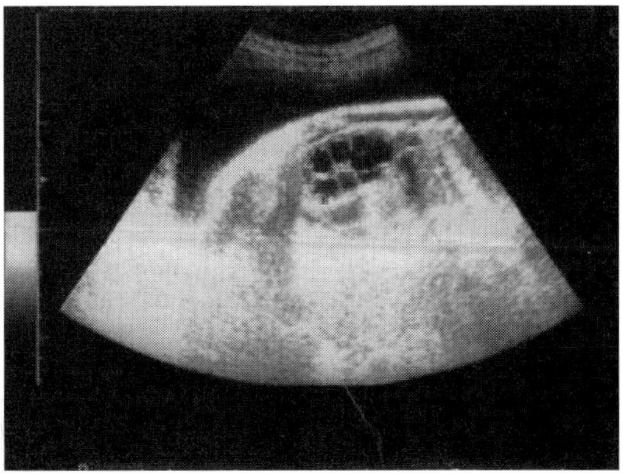

图 17－30 多囊肾

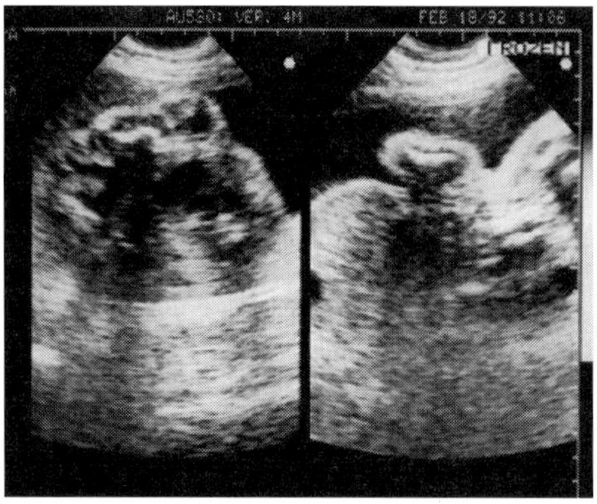

图 17－31　软骨发育不全

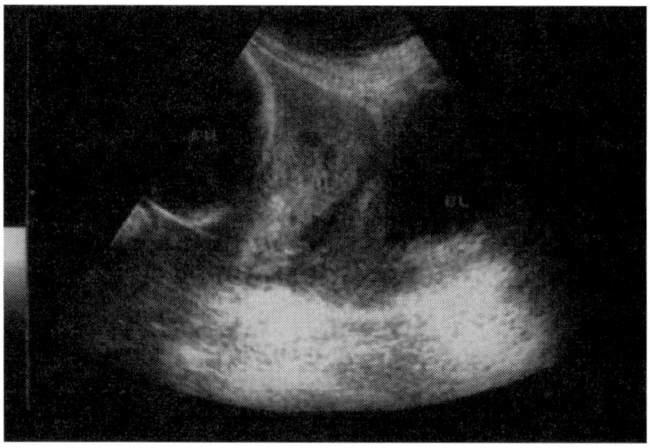

图 17－32　中央性前置胎盘

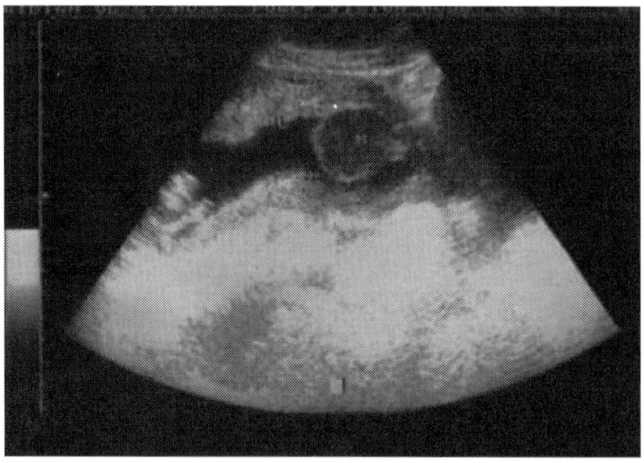

图 17－33　胎盘早剥

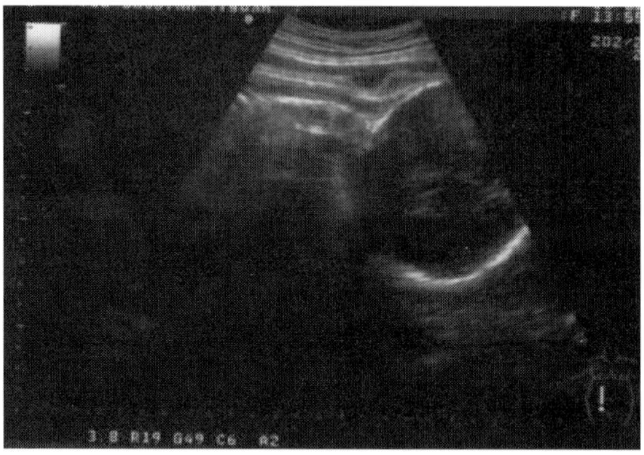

图 17－34　脐带绕颈 1 周

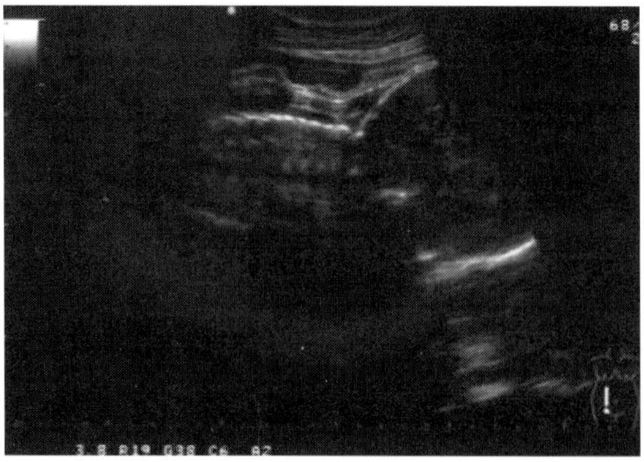

图 17－35　脐带绕颈 2 周

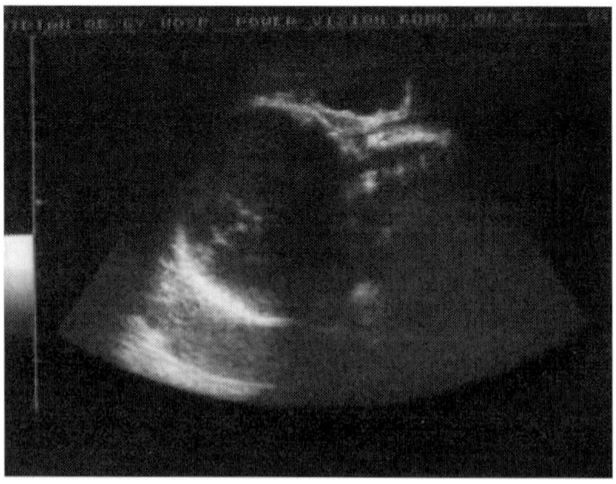

图 17－36　脐带绕颈 3 周

（邓德珍）

第十八章　临床培训与实践

第一节　培训内容

一、超声物理基础

二、医用超声仪器原理、使用和维护保养

三、超声诊断原理

四、脏器超声测量方法和正常值

五、超声诊断和鉴别诊断的疾病的种类

（一）心脏疾病

先天性心脏病、瓣膜病、心肌病、冠心病、心脏肿瘤、心包腔积液与肿瘤。

（二）胸、腹部疾病

1. 胸部疾病　胸膜腔积液、胸膜粘连和胸膜肥厚、肺癌、胸腺瘤、淋巴瘤、畸胎瘤。

2. 肝脏部疾病　先天发育异常、肝脏弥漫性病变、肝脏囊性病变、肝脏良性实性肿瘤、肝脏恶性肿瘤、肝脏外伤。

3. 脾脏疾病　脾脏肿大、先天发育异常和副脾、恶性淋巴瘤、血管瘤、肉瘤、囊肿、多囊性病变、包虫病、脾梗死、脾脏外伤、结核、血液病。

4. 胰腺疾病　急性和慢性炎症、假性胰腺囊肿、胰腺囊肿、多囊胰、囊腺瘤、囊性癌、胰岛素瘤、胰岛细胞瘤、胰岛细胞癌、胰腺癌和壶腹周围癌。

5. 胆囊和胆道　胆囊先天发育异常、胆囊炎症、胆囊结石、胆囊壁增厚性病变鉴别诊断、胆囊息肉、胆囊癌、先天性肝内胆管囊性扩张症、先天性胆总管囊肿、胆管结石、急性化脓性胆管炎、硬化性胆管炎、胆管肿瘤、阻塞性黄疸鉴别诊断、蛔虫症、胆囊穿孔。

6. 肾脏疾病　先天发育异常、肾脏弥漫性损伤、肾脏萎缩、肾结核、肾囊肿和多囊肾、肾脏错构瘤、肾癌、肾盂癌、肾母细胞瘤、肉瘤、肾外伤、肾脓肿、肾结石、肾盂扩张和肾积水。

7. 输尿管疾病　输尿管扩张和输尿管结石、输尿管肿瘤、输尿管囊肿。

8. 膀胱疾病　膀胱炎症、膀胱憩室、膀胱结石和异物、膀胱癌。

9. 前列腺　前列腺肿大和前列腺结石。

10. 腹膜后　腹膜后肿瘤定位诊断、囊肿、畸胎瘤、实性肿瘤、淋巴结肿大、动脉瘤、感染、血肿、腰大肌脓肿和血肿。

11. 胃肠疾病　胃肠癌、黏膜下肿瘤、急性胃肠炎，急性胃扩张、胃潴留，急性阑尾

炎、肠梗阻、肠套叠、消化道穿孔。

12. 腹膜腔和盆腔疾病　积液和肿瘤。

(三) 妇产科

1. 子宫　发育异常、肿瘤、宫内节育器、子宫内膜异位征等常见病。
2. 附件　肿瘤、囊肿。
3. 产科　胎儿发育和超声监测、异位妊娠。
4. 盆腔　积液，肿瘤。

六、疾病诊断相关知识

(一) 医学基础

1. 解剖　大体解剖、局部解剖、切面解剖；
2. 病理　病理解剖、病理组织学、生理病理；
3. 主要生理。

(二) 疾病临床

流行病学、主要临床检验、临床诊断依据、相关影像检查、鉴别诊断、常见疾病治疗原则。

(三) 超声诊断和鉴别诊断

超声图像特点、超声图像形态分型、新技术和新方法应用、鉴别要点。

第二节　仪器操作要求

一、物理基础

需要掌握的超声物理基本概念有：

(一) 超声的定义

(二) 频率、声速、波长

(三) 声学界面

(四) 反射与散射

(五) 声波衰减

(六) 医用诊断超声频率范围及其适用范围

(七) 压电效应（正、负压电效应）

(八) 多普勒效应

(九) 超声诊断原理

(十) 医疗超声生物学效应与安全性：机械与热学安全指标（空化现象）、最大能量输出（机器类型不同而异）。

二、常用超声显示类型及其临床应用

(一) 幅度调制型（A 型）

1. 最原始的超声探测方法，超声单晶体探头向机体深部发射超声波，在不同软组织或液体的交界面上超声波被反射回探头，探头将接收到的超声波变为电子信号，回送到仪器经处理以波幅形式显示在屏幕上。

2. 图像以波幅的大小、高低、疏密等分析被探测部位的结构深在位置、结构特点。

3. 现在临床已经很少应用，主要用于眼球、胸腔积液、腹水等探测。

（二）二维型

1. 二维灰阶超声（B型）：是目前应用最广泛的一种类型，规范的名称为“二维灰阶超声”，俗称“B-型超声”意思是：亮点显示方法。被普遍用于腹部、妇产、心脏、表浅部位的检查和疾病诊断。

2. 二维彩色多普勒超声：是在二维灰阶基础上加上彩色多普勒信号的显示方法，用于了解检查部位的血液或其他流体流动的情况。

（三）超声心动图（M型）

以流动的曲线波形显示被测结构（主要是心脏瓣膜、心壁波动、大血管等结构）的运动的情况。是心脏最常用的超声检查方法。

（四）频谱多普勒超声检查

在二维超声基础上，对检查部位的流体（主要是血流）以波幅的形式显示，根据流动的波形和波幅能了解血流类型（动脉或静脉），计算搏动频率、血流速度和各种血管功能指数等。

（五）经颅频谱多普勒超声（TCD）

是直接应用单晶片探头检查颈部和颅内血管频谱的超声检查方法，在神经内、外科应用较普遍。

（六）三维超声

是在二维超声基础上发展起来的一项新技术，可以更直观地显示检查结构的立体图像。

三、超声仪器类型

根据上述超声检查和图像显示方法，超声仪器可分为：专用机型和综合机型。还可将超声仪器分为便携式机和台式机型，便携式机型一般功能较简单，台式机型功能复杂。

（一）专用机型

专用于特定部位和特定超声检查能力的仪器。

1. A型超声检查仪器　临床已经很少应用，主要用于眼球、胸腔积液、腹水等探测。

2. 眼科检查超声　一般具有A型、B型、灰阶和彩色多普勒二维以及频谱多普勒等功能，较新型的还具有三维成像。

3. 经颅频谱多普勒超声（TCD）仪器。

4. 心脏超声检查仪器　具有超声心动图（M型）、二维灰阶和彩色多普勒超声、频谱超声检查功能，用于检查心脏和外周血管。

5. 腹部超声检查仪器　具有二维灰阶和彩色多普勒超声、频谱超声检查功能，用于检查腹部、妇产和表浅部位以及外周血管。

6. 内窥镜胃肠超声（EUS）　是和胃肠内窥镜共同完成的一项超声检查，国内仅少数大医院配备。用于检查食管、胃、十二指肠、大肠及其周围器官。

（二）综合机型或全身机型

可用于多部位的多功能超声检查，须根据使用者的需要配置相应的探头和相关软件。

（三）必须注意和严厉抵制的商业误导

1. 二维伪彩色超声　目前国家已经禁止使用

2. 胃肠超声检查仪器　配以普通二维灰阶和一般彩色多普勒超声功能，加上伪彩色图像转换冒充胃肠专用超声机器纯属欺骗患者欺诈行为，应给以坚决抵制！

四、超声诊断仪器正确使用及维护

（一）环境要求

1. 电源　220±180～240 V，对市电不稳定的地区应加用稳压电源，原则上稳压电源的功率应大于超声仪器的 2 倍。

2. 一旦发生断电应立即关闭机器电源，重新启动应在 3～5 分钟之后（保护 CPU）。

3. 除仪器本身电源供给应带有地线外、每台仪器均应有与机壳连接的附加地线，应当予以正确连接，目的是提供双全保护及防止干扰。

4. 仪器置放应具备以下基本条件

（1）相对暗化，防尘（仪器罩）保持清洁。

（2）最好温度波动相对稳定（具有空调、暖气等）。

（3）应远离强电场、高磁场、高频源、易燃物及易挥发的有机物体、气体等。

（4）远离水源，避免潮湿环境及鼠虫、污物等。

（5）远离热源，避免强光直接照射。

（二）国家医用电器使用安全标准及检测内容（超声设备）（国标）

1. 纵向分辨率

2. 横向分辨率

3. 几何位置精度

4. 声输出功率

（三）超声诊断仪器基本构成及基本参数要求（根据不同等级而有不同要求）

1. 仪器组成

（1）主机　内含仪器各种电路板和连接电线、电缆、电源转换等；

（2）操纵台面　用于各种操作，完成人机之间的对话；

（3）显示器　用于显示图像；

（4）探头；

（5）电缆线和探头插座　用于连接主机、显示器、探头和操作台面之间的电路连接。

2. 换能器（超声探头）

（1）凸阵和微凸阵　主要用于腹部，妇科，产科，频率：范围 3.5～5 MHz。

（2）线阵　主要用于小器官及血管（7.0～10 MHz、8～12 MHz、8～14 MHz）。

（3）相控阵　主要用于心脏。

（4）经皮肤的机械扇扫探头基本已被淘汰，目前主要应用于内窥镜脏器管腔内超声检查。

（四）仪器调节

1. 灰阶超声（包括 M 型）

（1）总增益（GAIN）　是指对超声回波（即接受信号）进行整体放大以获取较多的信息量。

（2）距离增益（STC）　以分段方式对局部的回波信号进行放大或降低。

（3）可视动态范围（DR）　用以改变回波幅度的程度，目的主要是改变显示图像的对比度。

（4）抑制　压缩低幅信号用以提高主信号及信噪比。

（5）前后处理（pra，post）　具有多样方式、方法及技术；主要用以检查者对显示图像的主观视觉印象。

（6）余辉　改变显示图像的对比度及亮度。

（7）谐波成像（hanmanic）　用以改善图像的分辨及清晰度。

2. 频谱多普勒

（1）增益　调节显示图像的信息量。

（2）滤波（filter）　用以压低低频信号，突出高频信号。

（3）基线位移　用以完整显示朝向或背离探头的血流谱图以克服单向折返现象

3. 二维彩色多普勒超声显像　是在脉冲多普勒的基础上，经过若干成像技术的处理，以彩色形象地显示出血流的方向、速度、分布、状态的方法。

（1）速度标尺（scal）　提高或降低脉冲重复频率，增加或降低频率量等。

（2）角度较正　补角度因素引起的误差。

（3）彩色模式　可提高彩色显示的质量和信息量，一般常设有几种不同的方式，如方差显示、速度显示等，值得注意的是在检查心脏时正确的方式应选择方差显示（能显示出速度变化及完整的湍流的能力），即标尺由红、兰、黄、绿组成。

（4）标尺　与频谱多普勒基本相同。

（5）增益　提高显示彩色的信息量。

（6）滤波器　降低低速血流的显示，消除活动脏器如运动所产生的低频谱、及彩色干扰（如心脏的室壁及瓣膜运动），突出彩色血流的质量。

（7）黑白平衡　使彩色血流和灰阶脏器结构达到需求并改善显示脏器结构及血流彩色的质量和清晰度。

（五）仪器保养维护

1. 室温控制和防潮　超声检查室的室温应控制在 25 度左右；电器部件要严格防潮！

2. 检查室应注意室内空气流通，经常进行和外界空气的交流；注意室内清洁防尘，仪器定期做机内除尘保养。

3. 显示器严禁用硬锐器物接触，严禁圆珠笔等物的直接点划；应养成不用手指直接接触、点触荧光屏。

4. 定期接受专业部门的仪器检测；接受专业部门的指导。

5. 探头保护

（1）严禁磕碰敲击。

（2）匹配层严禁过力摩擦，严禁有机溶剂的接触。

（3）严禁高温、高压和有腐蚀的酸碱等物的接触。

（4）保证探头电缆线和探头之间不能有过度的折曲和扭曲，注意保护电缆线不受到检查床等的挤压，保护电缆线外表的清洁。

第三节　超声检查要求和主要切面

超声检查的特点是实时（即时动态）地显示图像、可根据临床和受检者的病情决定多范围、多脏器的检查。由于探头灵便，可根据解剖特点设计多方位、多切面、选择多种频率和多种形状的探头进行检查，从而可获得更符合脏器解剖特点、突出疾病形态结构的、更清晰的图像。

超声检查的基本要领是对检查区作较有顺序的缓慢、匀速、连续滑行扫查，并且应往返重复扫查2～3次，唯此才能突出实时超声检查的优势，使检查避免疏漏，便于发现微小病变；检查中还需要注意对于位置深在的患者使用探头做适当加压、根据局部解剖特点，在探头垂直皮肤的基本检查方法同时，使探头与局部形成适当角度，摆动探头的扫查方法可尽可能地扩大检查范围，减少超声检查的死角。在超声检查操作时，还应注意嘱患者变换必要的位置和姿势、做必要的呼吸配合。

超声检查一定要正确认识机体器官的立体概念和局部断面的关系，超声的连续扫查过程是保证对检查区域和器官全面检查的重点，而它又是通过实时显现的二维（平面）图像来体现，所以二者密不可分。标准的切面应体现该部位的脏器解剖特点，为检查者提供认读标记，也是进行真实、规范测量的基础。对于病理图像，它应该体现疾病解剖形态的某些特点，为诊断和鉴别诊断提供参考依据。

根据机体表面解剖特点，超声扫查切面可分为：纵切面（探头自头侧到足侧纵置）；横切面（探头左右横置），依据局部解剖特点，如肋弓下、肋间隙探头沿局部特点斜置的斜切面。在上述基本切面基础上，可根据脏器的解剖特点，使探头的扫查方向和脏器解剖长短轴相一致。

一、心脏

（一）检查内容

检查范围为心脏和大血管。按下列检查顺序：

1. M型超声心动图　重点观察主动脉内径、左房前后径、右室流出道、左室前后径、室间隔及左室后壁厚度、室壁运动幅度。

2. 二维超声心动图　重点观察左右心腔大小、形态，二尖瓣和三尖瓣结构和活动，房间隔和室间隔完整性，主动脉和肺动脉内径、关系和走行。

3. 多普勒超声心动图　重点观察二尖瓣、三尖瓣、主动脉瓣和肺动脉瓣血流速度、频谱形态。彩色多普勒超声显示瓣膜口血流。有无反流信号。

（二）主要切面

1. M型超声心动图

（1）检查要领　受检者取左侧卧位，暴露前胸，将探头置于胸骨左缘第二或三肋间，探头标记朝向右肩。

（2）显示内容及测量参数

1）心底波群　显示右室流出道前壁、主动脉前壁、主动脉瓣、主动脉后壁及左心房后壁运动曲线。主要测量：右室流出道内径、主动脉内径、主动脉瓣开放直径、左心房前后径。注意：测量各径时，取样线必须与各结构曲线垂直。

2）心室波群　显示右室前壁、室间隔、左室后壁运动曲线。主要测量：右心室前壁厚度、右心室前后径、室间隔厚度、左心室前后径、左室后壁厚度，室间隔和左室后壁运动幅度。注意：测量各参数时标定时限。测量各径时，取样线必须与各结构曲线垂直。

2．二维超声心动图

（1）检查要领　受检者取左侧卧位，暴露前胸，根据不同切面将探头置于胸骨左缘、心尖区或胸骨上窝。

（2）显示内容及测量参数

1）左室长轴切面　将探头置于胸骨左缘第二或三肋间，探头标记朝向右肩。显示内容：右室前壁、右心室、室间隔、左心室、左室后壁、右室流出道、主动脉、主动脉瓣、二尖瓣、左心房及左房后壁。主要测量参数：右室前壁厚度、右心室前后径、室间隔厚度（舒张末期）、左心室前后径（舒张末期和收缩末期）、左室后壁厚度（舒张末期），室间隔和左室后壁运动幅度。主动脉窦部及瓣环径、左房前后径（收缩期）。

2）大动脉短轴切面　将探头置于胸骨左缘第二或三肋间，探头标记朝向左侧。显示内容：右室流出道、肺动脉瓣、肺动脉主干、主动脉窦、主动脉瓣、左房、房间隔、右房及三尖瓣。主要测量参数：右室流出道内径、肺动脉主干内径。

3）左室短轴切面二尖瓣水平　将探头置于胸骨左缘第二或三肋间，探头标记朝向左侧。显示内容：左心室壁、室间隔、二尖瓣前叶、二尖瓣后叶、右心室。主要测量参数：二尖瓣瓣口面积。

4）左室短轴切面乳头肌水平　将探头置于胸骨左缘第二或三肋间，探头标记朝向左侧。显示内容：左心室壁、室间隔、右心室、前后乳头肌横切面。主要观察室壁运动。

5）心尖四腔心切面　将探头置于心尖部，探头标记朝向左侧，水平向头侧扫查。显示内容：左心房、二尖瓣、左心室、右心房、三尖瓣、右心室、房间隔及室间隔。主要测量参数：左心房、左心室、右心房、右心室横径和长径，左心室舒张末期容积和收缩末期容积。主要观察室壁厚度和运动、二尖瓣和三尖瓣结构形态。

6）心尖五腔心切面　将探头置于心尖部，探头标记朝向左侧，在四腔心切面基础上探头向上倾斜。显示内容：左心房、左心室、主动脉瓣、主动脉，右心房、右心室、房间隔及室间隔。主要测量参数：左室流出道径、主动脉瓣根部径。主要观察主动脉瓣结构形态及升主动脉。

7）主动脉弓长轴切面　将探头置于胸骨上窝，探头标记朝向左上。显示内容：主动脉弓（升、弓、降部），头臂动脉（右无名动脉、左颈总动脉、左锁骨下动脉）。主要测量参数：主动脉弓各段内径。

3．频谱多普勒超声

（1）检查要领　受检者取左侧卧位，暴露前胸，根据不同切面将探头置于胸骨左缘、心尖区或胸骨上窝。

（2）显示内容及测量参数

1）二尖瓣血流频谱　取二维超声心尖四腔心切面，脉冲多普勒超声取样容积置于二尖瓣口左室侧。显示舒张期二尖瓣血流频谱。主要测量参数：二尖瓣血流速度（舒张早期E峰和舒张晚期A峰），舒张早期最大跨瓣压差。

2）主动脉血流频谱　取二维超声心尖五腔心切面，脉冲多普勒超声取样容积置于主动脉瓣上。显示收缩期主动脉瓣血流频谱。主要测量参数：收缩期主动脉瓣血流速度，收缩期最大跨瓣压差。

4. 彩色多普勒血流显像

（1）检查要领　受检者取左侧卧位，暴露前胸，根据不同切面将探头置于胸骨左缘、心尖区或胸骨上窝。

（2）显示内容及测量参数

1）心室流入道血流　取二维超声心尖四腔心切面，彩色多普勒超声显示二尖瓣口和三尖瓣口舒张期红色血流信号，由心房入心室腔。

2）心室流出道血流　取二维超声心尖五腔心切面，彩色多普勒超声显示主动脉瓣口收缩期蓝色血流信号，由左心室流出道通过主动脉瓣入升主动脉。取二维超声大动脉短轴切面，彩色多普勒超声显示肺动脉瓣口收缩期蓝色血流信号，由右心室流出道通过肺动脉瓣入肺动脉。

二、胸膜腔

本章节为非重点，检查内容和主要切面从略，可参考相关章节。

三、肝

（一）检查内容

检查范围要大于肝显示范围，检查顺序自左外侧叶最外侧开始，依照下列切面顺序连续扫查，重点观察脏器位置，形态，大小测量，表面平滑程度，边缘，实质回声水平、均匀程度；肝内静脉和门静脉血管，肝内胆管，肝圆韧带走行，确认肝分叶和分段。

（二）主要切面

1. 剑下左肋弓下斜切面

（1）检查要领　受检者平仰卧位；探头在剑下左肋弓下稍斜纵行放置，探头向左外上方尽量倾斜，然后逐渐趋向垂直腹壁，并自左向右滑行扫查。

（2）主要显示内容　肝左外侧叶。

（3）其他相关内容　肝左外侧叶脏面相邻组织和器官：胃底、贲门、胰体、尾及其后方脾动静脉血管。

2. 剑突下腹正中线纵切面

（1）检查要领　受检者平仰卧位；探头在剑下逐渐成纵行放置，自左向右，垂直滑行扫查。

（2）主要显示内容　肝左外侧叶，肝左外叶内血管。

（3）其他相关内容　周围邻界器官：胃幽门窦短轴、胰体短轴、腹主动脉长轴、胰腺后方脾动静脉血管、腹腔动脉。

（4）切面是测量肝左叶上、下径和前、后径的标准部位。

3. 剑突下腹正中线右纵切面

(1) 检查要领　受检者平仰卧位；探头在剑下纵行放置，继续自左向右、垂直滑行扫查。

(2) 主要显示内容　肝左外侧叶和左内侧叶及其之间的门静脉矢状部及肝圆韧带、肝脏尾叶；左肝静脉血管。

(3) 其他相关内容　周围邻界器官：胃幽门窦短轴，十二指肠球部和降部；胰头、胰颈部和钩突短轴，下腔静脉、门静脉与肠系膜上静脉、肝总动脉。

(4) 肝尾叶大小的判断和测量可在此切面完成。

4. 第一肝门长轴切面

(1) 检查要领　受检者平仰卧位或稍向左侧卧位，探头在右肋弓下纵行放置或沿右肋间扫查寻找。

(2) 主要显示内容　肝脏左内侧叶、尾叶和右前下叶、胆囊；右肝管和肝外胆管上段（总肝管）、门静脉与部分门静脉右支。

(3) 其他相关内容　肝外胆管中段和下段、胰头、下腔静脉等。

(4) 测量　肝外胆管上段前后内径、门静脉主干前后径。

5. 右肋弓下第二肝门切面

(1) 检查要领　受检者平仰卧位或稍向左侧卧位，探头贴靠右肋弓斜行放置，角度向后上方倾斜，扇形扫查寻找观察。

(2) 主要显示内容　肝脏左内、外叶，和右前、后叶，下腔静脉短轴和肝静脉三个分支，部分门静脉肝内分支短轴。

(3) 测量　自右后下叶前下缘至膈顶稍后最大距离是肝脏右叶最大斜径测值。

6. 右肋弓下肝内门静脉切面

(1) 检查要领　和右肋弓下第二肝门切面相同，扇形扫查倾斜角度稍小。

(2) 主要显示内容　肝脏尾叶，左内、外叶，和右前、后叶，下腔静脉和肝静脉三个分支短轴，门静脉肝内左、右分支和矢状部，门静脉左外上、左外下、左内分支；和上述门静脉血管伴行的肝内胆管叶、段分支。

(3) 测量　门静脉左、右支、矢状部内径，左、右胆管。

7. 右肋间肝脏右叶切面

(1) 检查要领　受检者平仰卧位或稍向左侧卧位，探头在第六、到第八右肋间能显示肝脏的每一个肋间做扇形扫查扩大对肝脏观察的范围；并借助腹式呼吸使肝脏移动显现肋骨后方的肝脏结构。

(2) 主要显示内容　肝右前、后叶，下腔静脉长轴和右肝静脉，门静脉右肝内分支、胆囊。

8. 右腋前线肋弓下纵切面

(1) 检查要领　受检者平仰卧位或稍向左侧卧位，探头在右腋前线肋弓下纵行垂直皮肤放置。并借助腹式呼吸使肝脏下移显示肝脏右后下叶和右肾结构。

(2) 主要显示内容　肝脏右后下叶、右前下角；右肾和肾周脂肪囊长轴。

(3) 周围结构　结肠肝曲、升结肠。

四、脾

（一）检查内容

检查范围要大于脾显示范围，检查顺序是：左第七、八肋间；肋弓下；脾显示部位（异位脾和脾肿大时）。重点观察脏器位置、形态、大小测量、表面平滑程度、边缘、实质回声水平、均匀程度，脾门静脉血管，相邻其他器官组织等。

（二）主要切面

1. 左肋间脾长轴切面　为主要的脾切面。

（1）检查要领　受检者平仰卧位或稍向右侧卧位。探头沿左第七、八肋间在腋前线及其前后寻找脾脏结构。

（2）主要显示内容　脾长轴，脾膈面、脏面，脾门及其血管、副脾。

（3）周围结构　结肠脾曲，胰尾；左横膈和侧肋膈角，肺底。

（4）测量　测量条件：于脾膈面和脾门显示最清楚时测量脾厚度。脾内上缘到外下缘最大距离是脾最长径（最大斜径）。

2. 左肋弓下斜切面　脾辅助切面。

（1）检查要领　受检者平仰卧位或稍向右侧卧位。探头在左肋弓下扇形扫查寻找脾结构，并沿脾脏显示轨迹连续滑行扫查了解脾肋弓下情况。

（2）主要显示内容　脾肋弓下情况。

（3）周围结构　胰体、尾；横结肠，胃底、体，等。

3. 左肋弓下经左肝和胃斜切面：脾辅助切面。

（1）检查要领　受检者平仰卧位或稍向左侧卧位。在胃充盈下，通过左肝外侧叶、胃底体，在其外后方寻找并显示脾。

（2）主要显示内容　脾膈面、实质和脏面，脾门血管。

（3）周围结构　肝左外侧叶，胃底、体，胰尾等。

4. 脾左肋弓下纵切面　了解肿大脾自肋弓下至最下缘情况。

（1）检查要领　受检者平仰卧位。探头在左肋弓下纵向沿脾显示轨迹连续滑行扫查。

（2）主要显示内容　脾肋弓下情况，脾最下缘在左肋弓下或脐水平的上、下距离；周围器官受压异位和形态变化。

（3）周围结构　左半结肠，胰体、尾；胃体，小肠等。

（4）测量　测量脾自肋弓下到最下缘距离。在脐水平附近者以脐水平为0，以上为“—”以下为“+”。

5. 脾左腹部横切面　显示和了解肿大脾在左上腹部的情况。

（1）检查要领　受检者平仰卧位。探头在左肋弓下横向沿脾显示轨迹连续滑行扫查。

（2）主要显示内容　脾肋弓下情况，脾最右侧缘在左锁骨中线、腹正中线的横向距离。周围器官受压异位和形态变化。

（3）周围结构　左半结肠，胰体、尾；胃体，小肠等。

（4）测量　测量脾最右侧（内侧）缘到左锁骨中线或腹正中线的横向距离。腹正中线为0，以左为“—”以右为“+”。

6. 脾特殊切面：适用于异位脾脏，根据脾脏所在区域和形态观察了解脾全貌，副脾有无，脾门血管及其走行，测量脾脏厚度和长径，了解邻界周围器官。

五、胰腺

（一）检查内容

检查范围要大于胰腺显示范围，检查顺序是：在上腹部沿胰腺长轴、短轴连续扫查。重点观察脏器所在位置、形态、大小测量，表面平滑程度、边缘，实质回声水平、均匀程度；胰管和胰头内胆管，胰腺后方及其周围的血管分布和走行。相邻其他器官、组织等。

（二）主要切面

1. 胰腺长轴切面（上腹部过胰腺斜切面）：

（1）检查要领　受检者平仰卧位或坐位（胸腹稍向前挺）。探头在剑突下沿胰腺显示轨迹滑行扫查。扫查范围应涵盖胰腺上缘及其周围血管，下缘抵达十二指肠水平部。

（2）主要显示内容　胰头、颈、体、尾。

（3）周围结构　胰腺前方的肝脏左叶和胃体窦和横结肠；胰头右侧的十二指肠降部；胰腺后方脾静脉，肠系膜上静脉和动脉，门静脉，下腔静脉，腹主动脉，脊柱锥体前缘；腹腔动脉和脾动脉，肝动脉。

（4）测量　胰头厚度：下腔静脉前方胰头前后距离最大处为胰头厚度（前后径）；肠系膜上动脉前方胰体前后距离最大处为胰体厚度（前后径）。

2. 胰头短轴切面（过胰头右上腹纵切面）

（1）检查要领　受检者平仰卧位。探头在上腹稍偏右胰头部滑行扫查。扫查范围在胰腺最外侧缘和十二指肠降部至胰颈附近。

（2）主要显示内容　胰头、胰颈，下腔静脉，总胆管中下段。

（3）周围结构　胰头周围的十二指肠球部、降部和水平部。胰腺前方的肝脏左叶和胃体、胃窦；门静脉，肝动脉。

（4）测量　胰头厚度：下腔静脉前方胰头前后距离最大处为胰头厚度（前后径）。

3. 胰颈短轴切面（过胰颈和钩突右上腹纵切面）

（1）检查要领　受检者平仰卧位。探头在上腹稍偏右胰头部向体部方向滑行扫查。扫查范围从胰腺头至胰体部。

（2）主要显示内容　胰颈和钩突，下腔静脉，总胆管中下段，门静脉和肠系膜上静脉。

（3）周围结构　十二指肠球部和水平部，胃幽门窦。

4. 胰体短轴切面（过胰体上腹正中纵切面）

（1）检查要领　受检者平仰卧位。探头在上腹正中线附近垂直腹壁滑行扫查。扫查范围从胰颈至胰体尾。

（2）主要显示内容　胰体、腹腔动脉和脾动脉、肠系膜上动脉、腹主动脉。

（3）周围结构　胰腺前方的肝脏左叶和胃体窦，十二指肠水平部。

（4）测量　胰体厚度：腹主动脉前方胰体前后距离最大处为胰体厚度（前后径）。

5. 胰尾切面（左肋间经脾脏、胰尾切面）　检查要领请参考脾章节中左肋间脾脏长轴切面的介绍。

六、胆囊和肝外胆道

（一）检查内容

胆囊位置、形态，胆囊壁，胆囊腔；肝外胆管管壁和管腔；周围器官和组织结构。

（二）主要切面

1. 胆囊长轴切面

（1）检查要领　受检者平仰卧位、稍向左侧侧卧位或膝-肘俯卧位。探头在右肋弓下和右第7、8肋间肝脏左右叶间寻找胆囊结构，并在胆囊显示范围稍扩大区域内做连续滑行、辅以扇形、加压等手法观察胆囊。图像显示胆囊最大形态时的切面为胆囊长径切面。

（2）主要显示内容　胆囊。

（3）周围结构　周围器官和组织（肝、十二指肠球部、肝外胆管、门静脉、下腔静脉等。

（4）测量　视胆囊形态，测量最长径，测量胆囊壁厚度。

2. 胆囊短轴切面

（1）检查要领　和胆囊长径切面检查相同，并沿长轴做垂直扫查。

（2）主要显示内容　胆囊。

（3）周围结构　周围器官和组织（肝、十二指肠球部、肝外胆管、门静脉、下腔静脉等。

（4）测量　选胆囊最大短轴情况下测量胆囊横径和厚径。

3. 肝外胆管长轴切面　检查要领和测量等参考肝脏第一肝门长轴切面。

4. 胰头内胆总管和壶腹周围切面　检查要领和测量等参考上腹部胰腺长轴切面。

七、肾脏

（一）检查内容

检查范围要大于肾脏显示范围，检查顺序是：经侧腰部及背部沿肾脏长轴、短轴连续扫查。重点观察脏器位置、形态、大小测量，表面平滑程度，边缘，内部（实质与集合系统）回声水平、均匀程度；肾血管的分布及血流状态。相邻其他器官、组织及血管等。

（二）主要切面

1. 右肾冠状切面　为主要的右肾切面。

（1）检查要领　受检者平仰卧位或稍向左侧卧位。探头在腋中线至腋后线于9～12肋间作冠状切面扫查显示整个右肾；或嘱病人深吸气以减少肋骨遮盖的影响。

（2）主要显示内容　右肾长轴，右肾周脂肪囊，右肾门及其血管。

（3）周围结构　肝右叶，肠管，脊柱及腰大肌，下腔静脉。

（4）测量　测量条件：清晰显示右肾门之凹处时自肾上极的上缘至肾下极的下缘测量肾脏长径，自集合系统回声的外侧缘至内侧缘测量集合系统宽径。

2. 左肾冠状切面　为主要的左肾切面。

（1）检查要领　受检者平仰卧位或稍向右侧卧位。探头在腋中线至腋后线于9～12肋间作冠状切面扫查显示整个左肾；或嘱病人深吸气以减少肋骨遮盖的影响。

（2）主要显示内容　左肾长轴，左肾周脂肪囊，左肾门及其血管。

（3）周围结构　脾脏、肠管、脊柱及腰大肌，腹主动脉。

（4）测量　测量条件：清晰显示左肾门之凹处时自肾上极的上缘至肾下极的下缘测量肾脏长径；自集合系统回声的外侧缘至内侧缘测量集合系统宽径。

3. 右肾纵切面

（1）检查要领　受检者俯卧位或左侧卧位。探头置于背部肋脊角下方由内向外扫查。

（2）主要显示内容　右肾系列长轴切面，肾周脂肪囊。

（3）周围结构　肝右叶、胆囊、肠管。

（4）测量　因肾上极受肺和肋骨遮盖，难以准确测量肾的长径。

4. 左肾纵切面

（1）检查要领　受检者俯卧位或右侧卧位。探头置于背部肋脊角下方由内向外扫查。

（2）主要显示内容　左肾系列长轴切面，肾周脂肪囊。

（3）周围结构　胃贲门部，胰尾和脾静脉，结肠脾曲。

（4）测量　因肾上极受肺和肋骨遮盖，难以准确测量肾的长径。

5. 右肾横切面

（1）检查要领　受检者俯卧位或左侧卧位。显示右肾长轴后，探头沿右肾长轴轴线旋转90°，自上向下扫查。

（2）主要显示内容　右肾系列短轴切面。

（3）周围结构　肝脏，胆囊，肠管，背部肌肉，腰大肌，脊柱椎体。

（4）测量　测量条件：清晰显示肾门之凹处时作肾厚径、宽径和集合系统厚径（自集合系统回声的前侧缘至后缘）的测量。

6. 左肾横切面

（1）检查要领　受检者俯卧位或左侧卧位。显示右肾长轴后，探头沿左肾长轴轴线旋转90°，自上向下扫查。

（2）主要显示内容　左肾系列短轴切面。

（3）周围结构　脾脏，胰尾，脾静脉，腹主动脉，肠管，背部肌肉，腰大肌，脊柱椎体。

（4）测量　测量条件：清晰显示肾门之凹处时作肾厚径、宽径和集合系统厚径（自集合系统回声的前侧缘至后缘）的测量。

八、输尿管

（一）检查内容

检查范围要大于输尿管显示范围，检查顺序是：自肾盂输尿管连接部向下作纵切面滑行扫查。重点观察位置、形态、管径测量，管壁回声强度、均匀性及连续性，管腔内回声水平、均匀程度，输尿管的三个生理狭窄部，两侧输尿管口；相邻其他器官、组织及血管等。

（二）主要切面

1. 后背部纵切面

（1）检查要领　受检者俯卧位。显示肾长轴后，探头向斜内下扫查。

（2）主要显示内容　肾盂输尿管连接部（输尿管第一狭窄部）。

（3）周围结构　右肾，肠管等。

2. 腹部斜切面

（1）检查要领　受检者仰卧位。显示肾门后，探头缓慢向内侧下方扫查。

（2）主要显示内容　腹段输尿管（重点显示输尿管第二狭窄部），膀胱壁段，两侧输尿管口。

（3）周围结构　右肾，肠管，髂血管，膀胱等。

九、膀胱

（一）检查内容

检查范围要大于膀胱显示范围，检查顺序是：于耻骨联合以上、下腹部正中线自内向外移动扫查。重点观察位置、形态、充盈程度，膀胱壁回声强度、均匀性及连续性，腔内回声水平、均匀程度，膀胱三角区；相邻其他器官、组织及血管等。

（二）主要切面

1. 纵切面

（1）检查要领　受检者仰卧位。探头置于耻骨联合以上，在下腹部正中线自内向外移动扫查。

（2）主要显示内容　膀胱壁，充盈时的尿液，膀胱三角区，尿道内口。

（3）周围结构　下腹壁，左右输尿管膀胱壁段，直肠及前列腺（男性），子宫底部、颈部及阴道（女性）。

（4）测量　测量条件：取膀胱最大纵切面测量上、下径。膀胱容量和残余尿量的测定。

2. 横切面

（1）检查要领　受检者仰卧位。探头置于耻骨联合以上，向上移动显示至膀胱顶部，向下移动显示至膀胱颈部。

（2）主要显示内容　膀胱壁，充盈时的尿液，膀胱三角区。

（3）周围结构　下腹壁，左右输尿管膀胱壁段，直肠及前列腺（男性），子宫底部、颈部及阴道（女性）。

（4）测量　测量条件：取膀胱最大横切面测量前后径和左右径。膀胱容量和残余尿量的测定。

（三）膀胱其他检查途径

1. 经直肠途径　应用线阵式探头，由浅至深，在直肠内作顺时针和逆时针旋转。

2. 经尿道途径　膀胱镜检查后，换入超声探头，将探头自外向内移动扫查。

十、前列腺

（一）检查内容

检查范围要大于前列腺显示范围，检查顺序是：自耻骨联合依次连续显示以下各切面。重点观察脏器所在位置，形态，大小测量，表面平滑程度，边缘，实质回声水平、均匀程度；尿道内口。相邻其他器官、组织及血管等。

（二）主要切面

1. 耻骨上缘矢状切面

（1）检查要领　受检者仰卧位，适当充盈膀胱。在耻骨联合上缘中线处，探头指向后下方，适当加压，再向左、右移动扫查。

（2）主要显示内容　前列腺前纤维基质区，腺前区（包括尿道内口及尿道前列腺段），中央区和部分周缘区。

（3）周围结构　腹壁，膀胱颈部，直肠下部。

（4）测量　上、下斜径和前后径。

2. 直肠内侧矢状切面

（1）检查要领　取截石位或侧卧位。探头顺时针和逆时针连续扫查。

（2）主要显示内容　前列腺基底部，底部，尖部。

（3）周围结构　膀胱，耻骨，精囊腺。

（4）测量　上下斜径和前后径。

3. 耻骨上缘倾斜横切面

（1）检查要领　受检者仰卧位。探头与矢状扫查平面垂直。

（2）主要显示内容　前列腺前纤维基质区，腺前区，中央区和周缘区。

（3）周围结构　腹壁，膀胱，直肠，精囊，肌肉韧带和软组织。

（4）测量　横径。

4. 直肠内横切面

（1）检查要领　取截石位或侧卧位。探头顺时针和逆时针连续扫查。

（2）主要显示内容　前列腺基底部，底部，尖部。

（3）周围结构　膀胱，精囊腺。

（4）测量　横径。

5. 前列腺斜冠状切面和冠状切面

（1）检查要领　患者站立于床旁，两腿分开，弯腰，上身伏于床上，充分暴露会阴。探头放于会阴前区、后区及正中扫查。

（2）主要显示内容　前列腺内腺，外腺，中间连接部。

（3）周围结构　膀胱，肛门括约肌。

十一、腹膜后

（一）请参考腹部（腹膜腔和腹膜后各个脏器章节）

（二）后腹膜是区分腹膜腔和腹膜后的标记，辨认该结构的部位有：

1. 右肾脂肪囊前缘和肝脏右叶脏面的强回声线。

2. 胃体窦后壁和胰腺间的强回声线。

3. 双侧下腹部腰大肌和髂总动静脉血管前缘强回声线。

十二、胃肠

非重点，请参考教材。

十三、腹膜腔和盆腔

请参考腹部各个脏器等章节。

十四、子宫和附件

扫查途径：经腹壁、经阴道和经直肠。经腹超声扫查应适度充盈膀胱，经阴道扫查无需充盈膀胱。扫查整个盆腔，先确定子宫，再扫查附件区。

（一）子宫

1. 检查内容　观察子宫的大小、形状和位置；观察子宫肌层回声；子宫颈的形状、回声、有无肿块；观察子宫内膜的厚度、回声和形态；观察宫腔内有无节育器、息肉及占位性病变。

2. 主要切面

（1）子宫纵切面　探头置于下腹正中，以完全显示子宫体、子宫颈为准，透声窗好时应清晰显示阴道。在此切面进行子宫长径及前后径的测量。子宫的长径：测量从宫底至宫颈外口的距离。前后径：与长径相垂直的子宫前后壁间的距离。发现病灶时需改变扫查角度，可采用斜切面及各种矫正切面，以得到清晰病灶图像。

（2）子宫横切面　自纵切面转动探头 90°显示子宫横切面。宫底部呈三角形，其左右突出处为宫角。在子宫横轴最宽处稍下，子宫侧壁得以清晰显示处，测量子宫横径。纵切面应多切面扫查，横切面扫查应从宫底至宫颈连续扫查。

（二）附件（卵巢和输卵管）

1. 检查内容　观察卵巢的位置、大小、形状、卵巢与子宫的位置关系及其与周围组织的关系。输卵管有无增粗，与周围组织有无粘连。附件区有无包块。正常卵巢通常位于髂内血管前方，呈椭圆形。可以卵巢为附件结构的主要位置参照。正常输卵管通常难于辨认。发现附件区包块时，应观察其大小、形状、边界、回声类型（实性、囊性或混合性）及与卵巢和子宫的关系。包块的血液供应状态。

2. 主要切面　盆腔髂血管旁斜切面。经腹壁扫查时从对侧透过充盈的膀胱扫查可较容易获得卵巢图像。经阴道扫查可于同侧扫查。在卵巢最大长轴切面测量其长径，同一切面与长径相垂直的最大径为其前后径。在卵巢横切面测量其宽度。卵巢的体积计算公式为：体积＝0.523×长×宽×高。

（三）直肠子宫陷凹

1. 检查内容　应注意有无积液和肿块。若发现肿块，应记录其位置、大小、形态、回声类型（囊性、实性、混合性）及与子宫和卵巢的关系。

2. 主要切面　下腹部耻骨联合上方矢状切面。观察子宫下段子宫颈后方有无液体。通过连续扫查，找到子宫直肠窝最低处。

十五、产科和胎儿

（一）早期妊娠

1. 检查内容　观察子宫附件，确定妊娠囊位置（宫内或宫外）。若发现妊娠囊，应描述其位置、大小，有无卵黄囊。如显示胚胎，应观察胚胎数量，有无胎心搏动、胎心规律与否及胎心率，测量胎芽的头臀长。扫查子宫肌壁有无异常回声、附件区有无异常，如有无囊肿等。直肠子宫陷凹结构是否正常。

2. 主要切面　下腹部纵切及斜切面。

（二）中、晚期妊娠

1. 检查内容

（1）检查胎儿情况 包括胎儿有无，是否存活，胎儿数量和胎儿大小及胎儿活动情况。多胎妊娠需要检查胎盘数量，妊娠囊和羊膜囊数量，各个胎儿大小，有无羊膜隔，羊膜隔两侧羊水数量（增加、减少或正常）。

（2）观察胎儿头颅骨 观察胎儿头颅的完整性及脑中线是否居中，孕 12 周以后需测量双顶径。孕 12 周～14 周时要测量颈项透明隔厚度、观察鼻骨有无及长度。孕 18～22 周应测量颈背部皱褶厚度、观察侧脑室宽度、脉络丛、后颅凹（包括小脑半球和枕大池）的情况。

（3）观察胎儿颜面部 眼距、口唇及鼻骨情况。

（4）观察脊柱的连续完整性及排列是否整齐。

（5）观察胎儿胸腔及心脏情况 心脏的四腔切面（长轴和短轴）、记录胎心率，观察心胸比。

（6）观察胎儿腹部情况 肝、胃、膀胱、脐带附着处、前腹壁的完整性和肾脏（有无肾盂扩张）、肠管回声强度、膀胱两侧脐动脉。

（7）观察胎儿四肢 孕 14 周后，测量股骨长度。中期妊娠时必须由近端至远端观察到全部四肢。晚期因胎儿较大、胎儿位置、羊水过少或超声检查时孕妇的习惯体位影响，很难观察到四肢。这种情况下，超声检查报告应予以说明。

（8）检查羊水量（增加、减少或正常）。晚期妊娠时应测量羊水指数。

（9）检查胎盘的位置、形态及其与子宫颈口的关系。探查脐带，观察脐带内血管的数量，晚孕期要测量脐动脉指数。

（10）观察子宫（包括宫颈）和附件 注意有无肌瘤和附件肿块。观察子宫颈，测量其长度，有无子宫颈关闭不全。

2. 主要切面

（1）双顶径测量切面 胎头横切面，在显示透明隔及丘脑后的丘脑平面，测量双顶径，必要时测量头围。

（2）脑室测量切面 在颅脑横切面、测量双顶径的标准切面稍下，丘脑核水平处测量。将测量标尺置于脑室内腔边缘，垂直于脑室长轴，近脉络丛后缘处。应测量远场脑室，以避免近场伪像。

（3）胎儿脊柱纵切面 胎儿脊柱纵行扫查时，须先找到胎头，然后自胎儿颈椎开始，沿脊柱走行经颈、胸、腰、骶、尾椎作一全面检查。纵切面上，胎儿脊柱为两条平行的、排列整齐的带状回声，有生理弯度。

（4）胎儿脊柱横切面 与脊柱的长轴切面垂直可见三个骨化中心，呈“∴”形排列。

（5）腹围测量切面 在胎儿腹部横切面，背侧显示脊柱横切面，腹主动脉横切面，腹侧显示脐根部脐静脉、门静脉窦和胎儿胃的平面。

（6）腹部肾脏水平横切面 观察肾脏大小、形态。

（7）股骨干长径测量切面 声束垂直于股骨干，且不将骨骺计算在内。

（8）下腹部正中子宫颈纵切面 观察子宫颈内口情况，测量子宫颈长度。

（程克正 李建国 吴雅峰 于 蕾 李建国 王 雪 张 晶）

附件

社区B超专业人员岗位培训大纲

一、培训目标

规范超声检查技术和诊断，通过岗位培训，了解超声物理基础知识；熟悉灰阶超声成像基本原理，掌握灰阶超声仪器的基本构成，超声仪器的基本性能和操作方法，掌握腹部、妇产科规范超声检查方法；熟悉超声检查在上述领域的检查的适应证。掌握常见病、多发病的超声检查常规、诊断原则和鉴别要点。

二、培训对象

社区卫生服务机构从事超声诊断专业的岗位人员；具备医学大专及以上学历、助理医师及以上执业资格，并有从事超声专业实践一年经验者。

三、培训方法

采用半脱产与集中相结合的培训方式，重点加强仪器规范使用和操作，超声检查技术、技巧手法的技能培训，同时注重超声的疾病诊断中的图像认读、分析、疾病诊断原则、规范报告单书写，以满足临床的需求。

参考学时数240学时（理论授课100学时，见习和实习140学时）。

四、培训内容与要求

（一）物理基础

1. 物理基础　了解超声相关物理概念。

2. 超声仪器　熟悉超声诊断图像基础，掌握超声仪器主要组成、超声仪器工作原理、超声图像的方位辨认原则。掌握常见灰阶超声伪像概念和伪像图像识别。掌握超声探头的种类、结构特点、频率和使用范围。

3. 超声诊断仪器的使用和调节　掌握仪器调节，仪器使用知识、操作程序与调节要领、主要操作键和旋钮的作用。

4. 超声诊断仪的维护　熟悉仪器维护和安全注意事项，仪器日常维护、安全使用须知。掌握探头的保养和维护，探头使用须知。

（二）肝脏

1. 肝脏局部解剖　位置、形态结构特点和比邻脏器等。

2. 掌握肝脏超声检查方法。正常肝脏超声图，超声检查常规和技巧、测量方法、主要超声切面超声图像表现。

3. 如下疾病的相关临床知识、超声诊断和鉴别诊断：

（1）肝脏弥漫性病变　脂肪肝、淤血肝、肝硬化。

（2）肝脏局灶性病变　常见肝脏囊性病变（肝囊肿和多囊肝）、肝脓肿、肝包虫病、原发性肝癌、转移性肝癌、肝脏血管瘤。

（三）胆道系统

1. 掌握胆道系统解剖　肝外胆管组成、胆囊位置、形态、结构特点。
2. 掌握检查方法及正常声像图表现、胆囊和胆管测量。
3. 如下疾病的相关临床知识、超声诊断和鉴别诊断：

（1）胆囊和胆道先天发育异常。
（2）急性胆囊炎、慢性胆囊炎、急性化脓性胆管炎和胆囊穿孔。
（3）胆囊和胆管结石。
（4）胆道蛔虫症。

（四）胰腺

1. 胰腺局部解剖　位置、形态结构特点和比邻脏器等。
2. 超声检查方法、检查技巧。正常声像图辨认、测量。
3. 如下疾病的相关临床知识、超声诊断和鉴别诊断：

（1）急性胰腺炎和慢性胰腺炎。
（2）胰腺囊性病变：假性囊肿、囊肿和囊腺类肿瘤。

（五）脾脏

1. 脾脏局部解剖　位置、形态结构特点和比邻脏器等。
2. 超声检查方法和正常脾脏声像图认读；测量和计算。
3. 如下疾病的相关临床知识、超声诊断和鉴别诊断：

（1）脾脏肿大常见原因、诊断标准。
（2）脾脏先天发育异常。
（3）脾脏囊性病变　脾囊肿、脾脓肿、包虫病。
（4）脾脏实性肿瘤　常见病理类型和基本超声表现。

（六）泌尿系

肾脏、输尿管和膀胱。

1. 泌尿系局部解剖　位置、形态结构特点和比邻脏器等。
2. 超声检查方法和正常肾脏声像图认读和测量。
3. 如下疾病的相关临床知识、超声诊断和鉴别诊断：

（1）先天性肾脏变异和发育异常。
（2）肾盂扩张和肾积水。
（3）肾脏、输尿管和膀胱结石。
（4）肾脏实性肿瘤　肾脏错构瘤、肾癌、肾盂癌。
（5）肾脏囊肿、多囊肾和脓肿。
（6）膀胱癌。
（7）输尿管囊肿。

（七）胸腔和腹膜腔

1. 局部解剖和声像图基本表现。
2. 超声检查方法。
3. 胸腔积液、腹水。

4. 实性肿瘤的超声图像识别。

（八）妇科

1. 女性盆腔局部解剖　子宫和附件位置、形态结构特点和比邻脏器等。
2. 超声检查方法和正常声像图认读；超声测量。
3. 如下疾病的相关临床知识、超声诊断和鉴别诊断：

（1）先天性子宫发育异常。

（2）宫内节育器的形态特点和异常表现。

（3）子宫肌瘤。

（4）卵巢囊肿。

（5）卵巢实性肿瘤。

（6）盆腔积液。

（九）产科

1. 妊娠期子宫特点。
2. 超声检查方法。
3. 测量　双顶间径、胫骨长度、羊水测定。
4. 如下超声诊断和鉴别诊断：

（1）胎囊辨认。

（2）胎头、躯干和肢体、胎盘辨认。

（3）双胎和多胎超声检查和诊断。

（4）无脑儿。

（5）脑积水。

（6）内脏外翻。

第二版编后记

在卫生部科教司的关注和支持下，社区卫生服务中康复、口腔、X线、检验、药学、心电图、超声诊断（B超）7种专业人员岗位培训系列教材，经过各专业专家编写组近8个月的辛勤工作，终于完成第二版修订，正式与广大社区卫生专业人员见面了。

本套系列培训教材的第一版是北京市卫生局为适应上述专业岗位人员培训的试点工作需要于2004年组织专家编写的，在北京地区已试用5年。目前出版的专业岗位培训教材是以卫生部科教司2009年6月颁布的社区康复等7个专业的社区卫生人员岗位培训大纲为依据，在北京市使用的系列教材的基础上修订而成，故称为第二版。

参与本套教材编写的专家由三部分人员组成，大部分是北京大学和首都医科大学附属医院的专家，还有一部分是一些二级医院的学科主任，少数是社区卫生服务中心的骨干。这三部分人员经过5年的共同工作，形成了一个热爱社区卫生工作，了解社区卫生专业人员需求，并愿意为社区发展积极奉献的专家团队。自2004年北京市开始社区康复等7个专业岗位培训试点工作以来，他们认真学习国家关于社区卫生服务的政策和机构功能定位；多次深入社区，了解各专业岗位的服务内容、服务模式和要求；对各专业岗位的人员、设备、开展工作现状、存在的问题等进行全面调查。通过历时近一年的多次论证和广泛征求意见，制订出各专业的岗位培训目标，并据此制订出各专业的岗位培训大纲，编写出第一版岗位培训系列教材。2004年至2009年，北京辖区使用这套教材参加岗位培训的社区卫生人员已逾万人，有8200余人参加了北京市统一组织的理论考试和技能考核，4400余人取得了岗位培训考试合格证书。本套教材在使用过程中，学员普遍反映教材内容比较实用，针对性比较强，适宜社区卫生人员学习。

北京市通过全方位开展全科医师以及社区康复等7个专业的岗位培训工作，加强了社区卫生服务人员的团队建设，提升了整体服务能力，对社区卫生事业的发展起到了积极的促进作用。

卫生部科教司对北京市的这项工作十分重视，从试点至全市的推广过程中，始终给予密切关注和具体指导。鉴于北京市的成功实践，2008年卫生部科教司正式委托北京医学教育协会组织制订康复、口腔、X线、检验、药学、心电图、B超（超声诊断）7个专业的岗位培训大纲。在制订卫生部社区卫生专业人员岗位培训大纲的同时，编者即开始对第一版教材进行修订。第一版教材每个专业都编写了《技能操作指南》作为配套教材。再版时考虑到学员翻阅学习的便利，把涉及的技能操作融合到一本教材中。在病种方面尽量考虑到各省市的情况，力求适应不同需求。第二版教材依据卫生部公布的培训大纲要求，以最基本、最实用、最常用的知识和技能作为教材重点，突出内容的针对性、实用性、可操作性。目标是使学员通过培训，达到胜任本专业岗位工作的基本要求。总之，第二版教材融入了编写专家5年的实践经验，也反映了专家们对社区卫生服务工作的体会与思考。尽管他们为再版教材倾注了大量心血，付出了艰辛劳动，但教材中的不足和缺陷在所难免，真诚欢迎同行们提出意见和建议，以期日后修订完善。

社区卫生专业人才培养是一项全新工作，可以探索的空间很大。各省、市、地区可以因地制宜，充分发挥自己的优势，开拓创新，建立具有中国特色和地方特点的社区卫生人才培训的教学体系。

让我们携手，为我国社区卫生服务这一造福于民的朝阳事业作出贡献。

贾明艳　蒋保季

2009 年 8 月